本教材获浙江特殊教育职业学院教材建设基金立项资助

康复治疗技术
推拿专业
新形态教材

解剖感官及运动手册

黄灵芝 傅悦 冯康 吴琳

吴琳 主编

黄灵芝 傅悦 冯康 副主编

化学工业出版社
·北京·

内 容 简 介

本教材从调动和激发学生对人体解剖学的学习兴趣入手，通过在线课程平台、智能学习移动终端、资源二维码等手段立体呈现出虚拟仿真、动画、音频和视频。全书根据人体结构，自上而下地介绍了相关部位的触诊技巧，同时从体表解剖学的角度对触诊要点、适应证、诊疗原则等方面进行了阐述。

视障学生将通过本教材手册化、听觉化、导航化的文本语言，独立完成运动与牵伸的体验，借助双手敏锐的触觉及本体感觉，构建人体骨骼、肌肉结构的跨感官通道脑像图，并为以后的经络腧穴、推拿治疗学习奠定扎实的基础。

图书在版编目（CIP）数据

解剖感官及运动手册 / 吴琳主编. -- 北京：化学
工业出版社，2024.10. --（康复治疗技术推拿专业新形
态教材）. -- ISBN 978-7-122-46965-6

Ⅰ. R322.7

中国国家版本馆 CIP 数据核字第 20241H82T5 号

责任编辑：张　蕾　　　　　　加工编辑：何　芳
责任校对：边　涛　　　　　　装帧设计：史利平

出版发行：化学工业出版社
　　　　　（北京市东城区青年湖南街 13 号　邮政编码 100011）
印　　装：河北鑫兆源印刷有限公司
787mm×1092mm　1/16　印张 19½　字数 183 千字
2025 年 4 月北京第 1 版第 1 次印刷

购书咨询：010-64518888　　　　售后服务：010-64518899
网　　址：http://www.cip.com.cn
凡购买本书，如有缺损质量问题，本社销售中心负责调换。

定　　价：59.80 元　　　　　　版权所有　违者必究

本教材以"人体解剖学"课程大纲为核心,以视障学生为中心,分析视障学生学情特点和心理特征,视障学生的触觉和听觉敏感,对人体的解剖构造兴趣浓厚,因此我们从调动和激发学生对人体解剖学的学习兴趣入手,充分利用互联网、智慧职教在线课程平台、二维码等技术,将纸质教材与数字化资源、教学资源库、在线课程等资源融合,立体化地呈现解剖学知识,精准服务教育教学。

全书根据人体结构,自上而下地介绍了相关部位的触诊技巧,同时从体表解剖学的角度对触诊要点、适应证、诊疗原则等方面进行了阐述。

视障学生将通过本教材手册化、听觉化、导航化的文本语言,独立完成运动与牵伸的体验,借助双手敏锐的触觉及本体感觉,构建人体骨骼、肌肉结构的跨感官通道脑像图,并为以后的经络腧穴、推拿治疗学习奠定扎实的基础。

本书编写人员有浙江特殊教育职业学院的吴琳、黄灵芝、傅悦、冯康、浙江省人民医院的叶姐。由于编写时间有限,书中难免存在不足之处,恳请读者批评指正。

编者
2025 年 1 月

目录 ///////////

上 篇

颈、躯干、上肢

第一章
颈部

颈部位于头部、胸部和上肢之间，前方正中有呼吸道和消化道的颈段；两侧有纵向走行的大血管和神经；后部正中是脊柱的颈段；颈根部除有斜行的血管神经束外，还有胸膜顶和肺尖由胸腔突入。

颈部各结构之间由疏松结缔组织填充，形成诸多筋膜间隙。颈部肌肉分为颈浅肌群、颈中肌群（包括舌骨上肌群和舌骨下肌群）、颈深肌群，可使头、颈灵活运动，并参与呼吸、吞咽和发音等运动。

第一节 > 颈部骨性标志

一、颈前区

颈前区以舌骨为界，分为舌骨上区和舌骨下区。颈前区可以触诊到的显著结构有甲状软骨和舌骨。

1. 触诊甲状软骨

甲状软骨（图 1-1）位于上方的舌骨和下方的环状软骨之间，是喉软骨中体积最大的，甲状软骨在其他喉结构前部，男性较女性显著。

2. 触诊舌骨

检查者示指置于甲状软骨上缘、甲状软骨上切迹正中，这是触诊舌骨体的第一步，舌骨体在上述结构的上方（图1-2）。在完成识别舌骨体的第一步之后，移动示指向上接触整个舌骨体。舌骨体是在颈部下颌骨下一横指向两侧稍微扩大的结构。舌骨正中结节为皮下可触及的骨性突起。

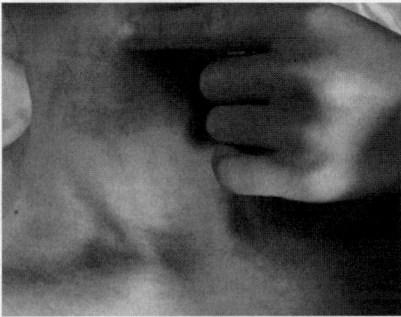

图 1-1   甲状软骨

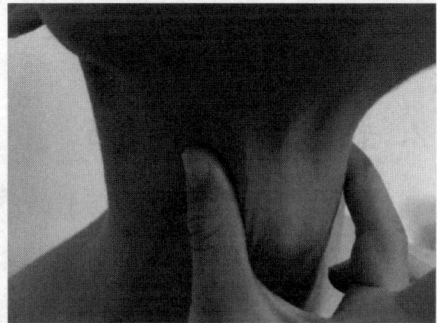

图 1-2   舌骨

触诊到甲状软骨的上缘、舌骨体和舌骨正中结节后，检查者的拇指和示指呈钳状轻轻移动到舌骨体平面的两侧，可触摸到两侧各一个小的骨性突起，即舌骨小角，其方向朝上。

二、颈后区和颈外侧区

颈后区是指斜方肌前缘与脊柱颈部后面之间的区域。上界即脊柱区的上界，下界为第七颈椎棘突至两侧肩峰的连线。颈外侧区是由胸锁乳突肌后缘、斜方肌前缘和锁骨中 1/3 上缘围成的三

二维码扫码
椎骨形态
讲解

角区；该区被肩胛舌骨肌下腹分为上方最大的枕三角和下方较小的锁骨上三角。

颈后区和颈外侧区可以触诊到的显著结构有第 7 颈椎棘突、寰椎后结节、颈椎关节突。

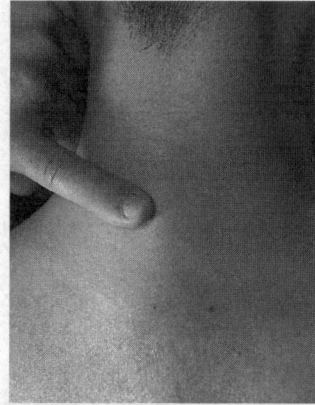

图 1-3　第 7 颈椎棘突

1. 触诊第 7 颈椎棘突

第 7 颈椎棘突（图 1-3）位于胸颈交界处，是颈椎的最后一个节段，在皮下易触及。

2. 触诊寰椎后结节

寰椎后结节（图 1-4）位于枕骨颅外面的枕外隆突延伸部分。检查者能感觉到手指下的枕骨大孔的后缘和它正下方的一个小凹陷，检查者的示指在凹陷处能触及寰椎后结节。

3. 触诊颈椎关节突

检查者的手指位于斜方肌颈部肌束的前方，可以置另一手于被检查者额部，使其颈部左右侧屈。检查者左手示指很容易触摸到整个颈椎关节突（图 1-5）。

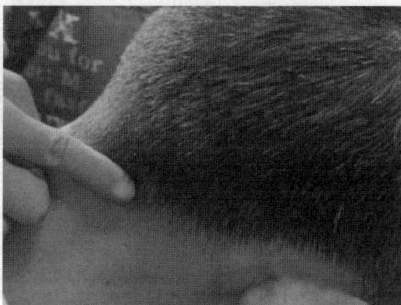

图 1-4　寰椎后结节

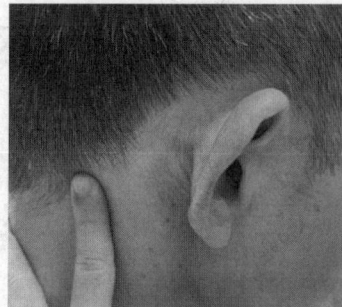

图 1-5　颈椎关节突

第二节 > 颈部肌性标志

一、颈浅肌群

颈浅肌群可以触诊到的显著结构有颈阔肌、下颌舌骨肌、胸骨舌骨肌、胸骨甲状肌。

1. 颈阔肌

颈阔肌位于颈部浅筋膜中，为一皮肌，薄而宽阔，属于表情肌。

（1）起止点及作用

起点：起自胸大肌和三角肌表面的深筋膜。

止点：向上止于口角。

作用：受面神经（颈支）支配，拉口角向下，并使颈部皮肤出现皱褶，使嘴向下伸张的肌肉。

（2）触诊颈阔肌　将两侧唇角向下、向外和后方即可以显示颈阔肌（图1-6）。它紧张于上方的口唇和下颌骨下缘、下方的胸大肌和三角肌之间的皮肤，颈阔肌位于皮下。

二维码扫码颈浅肌群、颈外侧肌群、背浅肌群讲解

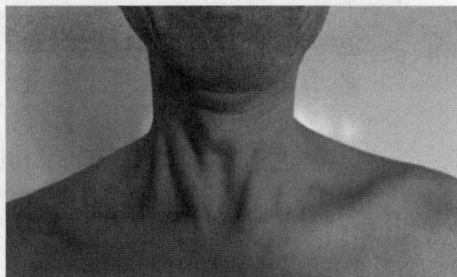

图1-6　颈阔肌

2. 下颌舌骨肌

下颌舌骨肌为三角形扁肌，位于下颌骨体内侧，为口腔底部肌肉之一，介于下颌骨与舌骨之间。

（1）起止点及作用

起点：上方通过肌腱起于整个长度的下颌骨的内斜线。

止点：下方止于舌骨体。

作用：上提下颌骨，使口闭合的一组肌。

（2）触诊下颌舌骨肌　当下颌骨附着点固定时，下颌舌骨肌上提舌骨，就能触摸到下颌骨游离下缘内下方的下颌舌骨肌收缩（图1-7）。

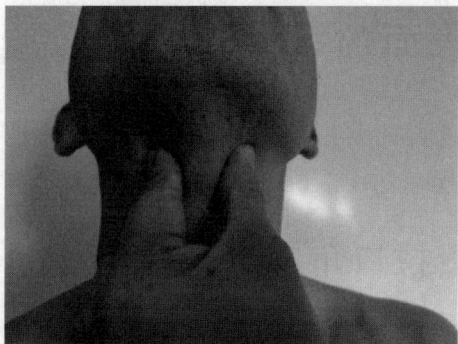

图 1-7　下颌舌骨肌

3. 胸骨舌骨肌

胸骨舌骨肌位于颈部前面正中线的两侧。

（1）起止点及作用

起点：起自胸骨柄和锁骨胸骨端后面。

止点：止于舌骨体内侧部。

作用：下降舌骨和喉。

（2）触诊胸骨舌骨肌　胸骨舌骨肌（图1-8）在胸骨甲状肌和甲状舌骨肌的前方，连于胸骨和舌骨之间。

4. 胸骨甲状肌

胸骨甲状肌位于胸骨舌骨肌深面。

（1）起止点及作用

起点：起自胸骨柄后面和第一肋软骨后缘。

止点：止于甲状软骨板斜线。

作用：为下降甲状软骨。

（2）触诊胸骨甲状肌　用示指推胸骨舌骨肌向侧面，以便触及到胸骨甲状肌（图1-9）。

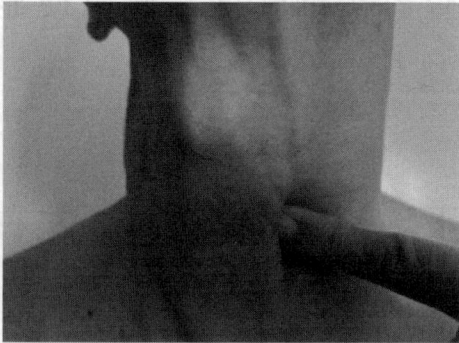

| 图1-8　胸骨舌骨肌 | 图1-9　胸骨甲状肌 |

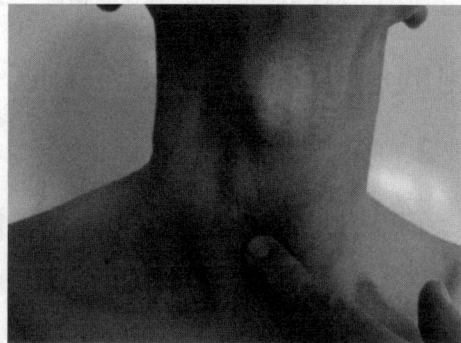

二、颈外侧区肌群

颈部前肌群可以触诊到的显著结构有胸锁乳突肌、斜方肌、肩胛提肌、前斜角肌、中斜角肌、后斜角肌。

1. 胸锁乳突肌

胸锁乳突肌位于颈部两侧，有四个肌腹，即胸骨枕骨头、胸骨乳突头、锁骨枕骨头和锁骨乳突头。

（1）起止点及作用

起点：胸锁乳突肌的锁骨头附着于锁骨内侧1/3的上面，锁骨乳突头位于锁骨枕骨头的浅层，较前方。胸骨头以一个强大的共同腱起于胸骨柄的前方、胸锁关节的下方，然后分成胸骨枕骨头和胸骨乳突头。

止点：四个肌腹两两分别止于枕骨和乳突。两个枕骨头止于上项线的外侧部分，其中锁骨枕骨头居内，胸骨枕骨头居外。两个乳突头止于颞骨的乳突。

作用：一侧收缩，使头颈向同侧屈，并转向对侧；两侧收缩，使头后仰。

（2）触诊胸锁乳突肌　被检查者头部转向右侧以便显示左侧的胸锁乳突肌（图1-10）突起。

2. 斜方肌

斜方肌位于颈部和背部的皮下，一侧呈三角形，左右两侧相合成斜方形。

（1）起止点及作用

起点：斜方肌起点包括上项线内三分之一、枕外隆凸、项韧带、第7颈椎和胸椎棘突及棘上韧带。

止点：纤维分上、中、下三部分，分别止于锁骨外侧1/3、肩胛冈和肩峰。

作用：斜方肌将肩带骨与颅底和椎骨连在一起，起悬吊肩带骨的作用。

（2）触诊斜方肌　被检查者头部侧屈，斜方肌的锁骨部纤维（上束）在颈部的后外侧隆起。图中示指和拇指夹住的就是斜方肌上束（图1-11）。

3. 肩胛提肌

肩胛提肌位于颈项两侧，肌肉上部位于胸锁乳突肌深侧，下部位于斜方肌的深面，为一对带状长肌。

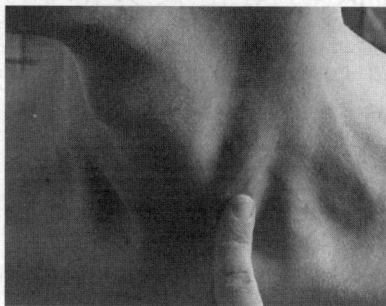

图 1-10 胸锁乳突肌

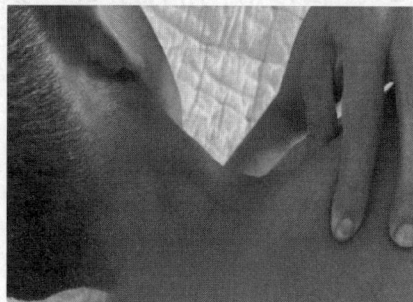

图 1-11 斜方肌

（1）起止点及作用

起点：起自 1～4 颈椎横突，肌纤维斜向后外下行。

止点：止于肩胛骨的内侧缘。

作用：有上提肩胛骨并使肩胛骨下回旋的作用。

（2）触诊肩胛提肌 被检查者做缩脖子动作，拇指和示指夹持的就是肩胛提肌（图 1-12）。

4. 前斜角肌

前斜角肌位于颈部侧方，胸锁乳突肌的深面。

（1）起止点及作用

起点：前斜角肌起于第 3～6 颈椎横突的前结节。

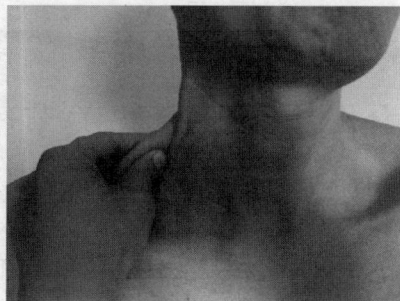

图 1-12 肩胛提肌

止点：前斜角肌止于第 1 肋上面的前斜角肌结节，此结节位于前方的锁骨下静脉沟和后方的锁骨下动脉沟之间。膈神经经过前斜角肌的前方。

作用：可使颈前屈或侧屈，亦可提肋助吸气。

（2）触诊前斜角肌　被检查者被动侧屈其头部和颈椎，检查者用左手支持其头部，右手示指移行至胸锁乳突肌锁骨肌腹的后方去触摸前斜角肌（图1-13）。

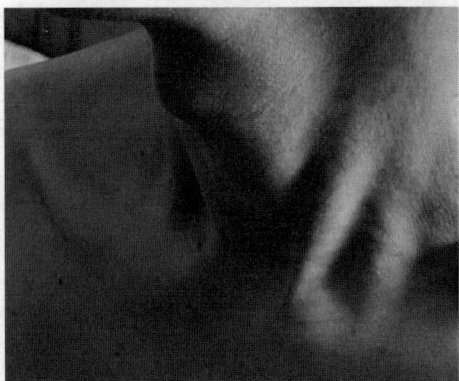

图1-13　前斜角肌

5. 中斜角肌

中斜角肌位于颈部侧方，前斜角肌后方。

（1）起止点及作用

起点：中斜角肌上方起于枢椎横突，第3～6颈椎横突的前结节，第7颈椎横突。

止点：中斜角肌下方止于第1肋上面，在前斜角肌结节和锁骨下动脉的后方。

作用：一侧收缩，使头颈向同侧屈，并转向对侧；两侧收缩，肌肉合力作用线在寰枕关节额状轴的后面使头伸，肌肉合力作用线在寰枕关节额状轴的前面使头屈。上固定时，上提胸廓，协助吸气。

（2）触诊中斜角肌　检查者置手指于其前方，在锁骨上窝内可触及一块最大肌肉，即中斜角肌。

6. 后斜角肌

后斜角肌位于中斜角肌后方。

（1）起止点及作用

起点：起自第4～6颈椎横突后结节。

止点：止于第 2 肋上外侧面。

作用：收缩时颈下部屈向同侧，上端固定时可协助上提第 2 肋，辅助吸气作用。

（2）触诊后斜角肌 手法同触诊中斜角肌。中斜角肌、后斜角肌的近端常融合成一个肌腹。

第三节 ＞ 颈部关节运动解剖体验

颈椎关节分为三个部分，即寰枕关节、寰枢关节以及颈内关节（C2～C7）。

一、寰枕关节

（一）寰枕关节的构成

寰枕关节是由两侧枕髁与寰椎侧块的上关节凹构成的联合关节，属双轴性椭圆关节。

（二）寰枕关节的特点

寰枕关节的关节囊和寰枕前、后膜相连接。寰枕前膜是前纵韧带的最上部分，连接枕骨大孔前缘与寰椎前弓上缘之间。寰枕后膜位于枕骨大孔后缘与寰椎后弓上缘之间。

（三）寰枕关节的活动度

寰枕关节有两个自由度，主要的动作是矢状面的屈曲和伸直，两侧关节同时活动，可使头做俯仰和侧屈运动。

二、寰枢关节

（一）寰枢关节的构成

由三个独立的关节构成，其中两个由寰椎侧块的下关节面和枢椎的上关节面构成，另一个由枢椎齿突的前关节面和寰椎前弓后面的齿凹构成。

寰枢关节：包括 3 个滑膜关节，2 个在寰椎侧块，1 个在正中复合体，分别称为寰枢外侧关节和寰枢正中关节。①寰枢外侧关节，由寰椎侧块的下关节面与枢椎上关节面构成，关节囊的后部及内侧均有韧带加强。②寰枢正中关节，由齿突与寰椎前弓后方的关节面和寰椎横韧带构成。

（二）寰枢关节的特点

寰枢关节的关节囊薄而松弛，囊外有由齿突尖至枕骨大孔前缘的齿突尖韧带、由齿突延至枕骨髁内侧面的翼状韧带和由连接寰椎两侧块的寰椎横韧带。寰椎横韧带中部向上、下方各发出一条纵行纤维束，与寰椎横韧带共同构成寰椎十字韧带。寰枢关节全体是一个车轴关节，只有一个运动轴，寰椎与颅一同绕垂直轴做左右回旋运动。

（三）寰枢关节的活动度

寰枢关节有两个自由度，第一个自由度是水平面的旋转，颈椎大约 50％ 的旋转都发生在寰枢关节。第二个自由度为矢状面的屈曲-伸直。

寰枢关节主要是旋转。寰枢椎融合后，头颈部将丧失大部分旋转功能，但可保留大部分屈伸功能。

三、颈内关节

C2～C7骨突关节表面与水平面呈45°，上关节面斜向前向下，下关节面斜向后向上。因为骨突关节面与水平面呈45°，所以对C2～C7关节进行松动的时候，治疗师施力的方向需与水平面呈45°角，如患者仰躺，进行颈椎后向前松动时，施力方向应朝向眼睛的方向。

第四节 > 颈部牵伸解剖体验

颈部的肌肉主要分布在颈前三角区和颈后三角区两个地带。颈前三角区的上界为下颌骨下缘，内侧界为颈前正中线，外侧界为胸锁乳突肌内缘。颈后三角区的边缘是锁骨、胸锁乳突肌和斜方肌。后区的主要肌肉是斜方肌、头最长肌、头半棘肌和头夹肌。颈部肌肉所参与的主要活动是支撑头部或摆动头部。头部的活动包括屈（头向前）、伸（头向后）、侧屈和侧伸（头向后上方）及旋转。由于颈部肌肉是左右成对进行的，因此所有的颈部肌肉都参与侧屈和侧伸运动。下面的牵伸主要以右边肌肉为例，左部肌肉按照同样的方法进行。

一、颈伸肌牵伸

（一）动作要领

坐直或站直。两手交叉置于后脑顶部的附近。轻轻地将头部垂直向下拉，尽可能使下巴接触到胸部。

（二）肌肉牵伸

牵伸度最大的肌肉：斜方肌上部。

牵伸度较小的肌肉：头最长肌、头半棘肌、头夹肌、斜角肌。

（三）牵伸要点

忌耸肩以减少牵伸，尽可能伸直颈部（不要弯曲），尽可能使下巴接触到胸部最下方。

二、颈伸肌牵伸及回旋牵伸

（一）动作要领

坐直或站直。将右手置于后头顶附近。将头向后拉，使下巴尽可能地靠近右肩。

（二）肌肉牵伸

牵伸最大的肌肉：左侧斜方肌上部、左侧胸锁乳突肌。

牵伸较小的肌肉：左侧头最长肌、左侧头半棘肌、左侧头夹肌、左侧斜角肌。

（三）牵伸要点

将头向后拉，使下巴尽可能地靠近右肩。

三、颈屈肌牵伸及回旋牵伸

（一）动作要领

站直或坐直。将右手置于前额附近，将头向右后拉，使头尽可能靠近肩部。头伸直，不要让头向任何一边耷拉。

（二）肌肉牵伸

牵伸最大的肌肉：左侧胸锁乳突肌。

牵伸较小的肌肉：左侧头最长肌、左侧头半棘肌、头夹肌。

（三）牵伸要点

将头向右后拉，使头尽可能靠近肩部。

第五节 ＞ 颈部临床解剖联系

一、颈椎病

（一）概述

颈椎病又称颈椎综合征，是由于急性损伤或慢性劳损等因素引起颈椎生理曲度改变、颈椎间盘退行性病变、颈椎骨质增生、颈部软组织痉挛或损伤等，引起颈椎脊柱内外平衡失调，刺激或压迫颈神经根、椎动脉、脊髓或交感神经而引起的一组综合征。

颈椎病是中老年人的常见病和多发病，以前发病年龄多在 50 岁以上，由于职业、工作、生活方式（如长时间伏案工作、上网、玩麻将）等原因，近年来临床资料显示发病明显呈年轻化趋势。本病多见于 30~60 岁，男性多于女性。

颈椎病临床表现轻者颈肩臂酸胀、疼痛、麻木，重者可致肢体疲软无力，最后发展为瘫痪。病变累及椎动脉及交感神经时可出现头晕、心慌等相应的临床表现。

颈椎病具有以下特点。

（1）颈局部症状较轻而颈外症状较重，如压迫颈神经根的，主要表现为神经根所支配的区域疼痛和麻木，而局部症状可能不明显。压迫颈部脊髓的，主要表现为上肢或下肢感觉运动功能障碍，严重者可致瘫痪。

（2）病变范围广泛，可以涉及颈局部、头部、上肢，甚至可以影响四肢、躯体或内脏。由于颈部具有交通枢纽的作用，体循环的血液、营养物质要通过颈部才能到达头部，以营养大脑，维持大脑的正常功能。反过来，大脑神经中枢的指令、信息亦要通过颈部才能传到全身各具体的部位，完成各种动作，协调全身活动。因此，颈部一旦受到损伤或破坏，整个神经传递的过程和头部的血液循环都将中断，可影响头部及身体各个部位。

（3）预后较差，尤其是脊髓型颈椎病如果不及时治疗，可导致终身残疾。颈椎病容易反复发作，难以断根。推拿也只是改善或缓解症状，使其少发作或发病时症状减轻。

（二）解剖生理

颈椎有 7 个椎体，6 个椎间盘，8 对颈神经。椎体借椎间盘连接，与关节突构成具有前曲弧度的骨性承重结构，具有支撑头颅、缓冲震荡、协调颈椎内外力平衡的作用。

1. 颈椎

共有 7 个，第 1、第 2 和第 7 颈椎，因其形状特殊，称为特殊颈椎，其余四个为一般颈椎。一般颈椎的椎体较小，呈横椭圆形，其横径大于矢状径。椎弓根较细，椎孔最大，略呈三角形，棘突甚短，末端常分叉，横突短而宽，根部有一圆孔，即横突孔。内有椎动脉通过，横突上面有一深沟，称为脊神经沟，通过脊神经。

特殊颈椎如下。

第一颈椎（C1）又称寰椎，位于脊柱的最上端，支撑头颅，呈不规则的环形，无椎体和棘突，主要由两侧的侧块及连接于侧块之间的前弓与后弓构成。

第二颈椎（C2）又称枢椎，形状与其他颈椎相似，不同点是在椎体上有向上突出的齿状突起，即齿突。齿突根部较窄，其前面有关节面，与寰椎前弓后面的关节面相关节。

第七颈椎（C7）又称隆椎，形状和大小与上部胸椎相似。其特点为棘突特长而粗大，近似水平位，末端呈结节状，浅居皮下，形成一个隆起。低头时特别明显，为一骨性标志，亦可作为针灸取穴的标志。在其下方之凹陷中即是大椎穴。

2. 寰枕关节与寰枢关节

详见本章第三节相关内容。

3. 椎管

椎管的周壁为椎体后缘，椎弓以及后纵韧带、黄韧带，椎管内为脊髓通过。当椎间盘纤维环破裂、突出或膨出，黄韧带肥厚，则压迫脊髓，形成软性椎管狭窄，而当椎体后缘骨质增生，则形成骨性椎管狭窄。

4. 关节突关节

由上位椎体的下关节突和下位椎体的上关节突及关节囊所组成，具有稳定脊柱、引导脊柱运动方向的功能。其关节面接近水平位，旋转、屈伸运动灵活，但易发生关节错位，滑膜嵌顿。当关节突、关节囊松弛时，易发生椎体脱位。

5. 横突孔

除第 7 颈椎外，其他颈椎均有横突孔。有保护椎动脉的作用，椎动脉自第 6 横突孔进入，向上直行，穿出寰椎沿寰椎的椎动脉切迹平行，约在齿状突与乳状突连线中点处，经颅骨打孔进入颅内。

6. 钩椎关节

由第 3～7 颈椎的椎体钩突与上位椎体的唇缘所组成，

后方为脊髓，脊膜支和椎体的血管，后外侧部构成椎间孔的前壁，邻接颈神经根，外侧有椎动脉、椎静脉和交感神经丛。当椎体钩突骨质增生时可压迫脊神经或椎血管。

（三）病理病因

（1）颈椎生理曲度发生改变　颈椎内在结构失稳，导致颈椎间盘及颈椎附件退变是本病的内因，各种颈部急性外伤、慢性劳损、颈部受寒等因素是本病的外因。

（2）颈部筋肌劳损　气血不畅，筋肌失荣，瘀聚凝结，筋节拘僵而麻木；或年老体衰，肝肾亏虚，筋肌骸节失稳；或为寒邪所侵，气血瘀滞，是为痹证。

（3）退行性病变（内因）　一般情况下，椎间盘从 30 岁以后开始退变，髓核中的水分逐渐减少，导致椎间盘变薄，椎间隙变狭窄，使前、后纵韧带松弛，椎体失稳，后关节囊松弛，关节腔变小，关节面易发生磨损而导致增生。颈段脊柱稳定性下降，椎体缘形成代偿性增生。椎体、关节突关节、钩椎关节等部位的骨质增生以及椎间孔变窄或椎管前后径变窄是造成脊髓、颈神经根、椎动脉以及交感神经受压迫的主要病理基础。

（4）急慢性损伤（外因）　跌、扭、闪或长期低头伏案工作均可使椎间盘、后关节、钩椎关节、椎周韧带不同程度损伤，破坏了颈椎内外平衡，促使颈椎椎体以及附件发生代偿性的骨质增生；椎周软组织平衡失调则出现颈部运动功能障碍。

（四）临床表现

1. 神经根型颈椎病

（1）颈部或肩部呈阵发性或持续性的隐痛或剧痛。

（2）颈部僵滞，运动不同程度受限或痛性斜颈。

（3）患侧上肢发沉、无力，握力减弱或持物坠落。

（4）患侧上肢沿受刺激或压迫的颈脊神经走行方向有烧灼样或刀割样疼痛，伴针刺样或过电样麻感。

（5）当颈部活动、腹压增高时，上述症状会加重。

2. 脊髓型颈椎病

（1）颈部疼痛不明显，运动不同程度受限，可有头痛、头昏。

（2）四肢麻木、酸胀、烧灼感、僵硬无力。

（3）步态不稳，有足踩棉花絮样的感觉，可出现大小便失禁，甚至出现瘫痪。

3. 椎动脉型颈椎病

（1）颈枕部疼痛酸胀，运动有不同程度受限。

（2）当头部过屈、过伸或转向某一方位时，即出现位置性眩晕、恶心呕吐、视物模糊等，脱离该方位则症状消失。

（3）猝然摔倒，摔倒时神志多半清楚。

4. 交感神经型颈椎病

（1）后枕部痛，头痛或偏头痛，头沉或头晕。

（2）心跳加快或缓慢，心前区或有疼痛。

（3）肢体发凉，局部皮温降低，肢体遇冷时有刺痒感，继而红肿、疼痛加重，也有指端发红、发热、疼痛或痛觉过敏，一侧肢体多汗或少汗等。

（4）或有耳鸣耳聋、堵塞感等。

（五）检查

1. 神经根型颈椎病检查方法

（1）在病变节段间隙、棘突旁压痛，相应神经分布区有放射性痛、麻症状。

（2）颈椎生理曲度变直或消失，脊柱侧凸，颈部肌肉张力增高。

（3）棘突旁有条索状或结节状反应物。椎间孔挤压试验、臂丛神经牵拉试验、压顶试验阳性。

（4）X线正位片显示椎间隙变窄，斜位片椎间孔变小或有骨刺。

（5）椎间孔挤压试验　患者坐位，检查者双手交叠置于患者头顶，并控制颈椎在不同的角度下（如使头部后伸并向患侧倾斜）进行按压。如出现颈部疼痛或上肢放射痛，即为阳性反应。挤压试验的机理在于使椎间孔缩小，加重对颈神经根的刺激，故出现疼痛或放射痛。

第6神经丛根受压迫放射到拇指、手及前臂桡侧。

第7神经丛根受压迫放射到示指、中指及手背。

第8神经丛根受压迫放射到小指、环指及前臂尺侧。

（6）臂丛神经牵拉试验　患者坐位，头微屈，检查者立于患侧，一手置患侧头部，另一手握患腕做反向牵引，此时牵拉臂丛神经，若患肢出现窜痛麻木，则为阳性，提示臂丛神经受压，临床多见于神经根型颈椎病。

2. 脊髓型颈椎病检查方法

（1）肢体张力增高，肌力减弱。

（2）肱二头肌、肱三头肌肌腱及膝腱反射、跟腱反射亢进，还可出现髌阵挛和踝阵挛。

（3）腹壁反射和提睾反射减弱。

（4）霍夫曼征和巴宾斯基征阳性。

（5）X线片示椎体后缘骨质增生，CT、MRI示颈段脊髓受压。

（6）腹壁反射　患者仰卧，下肢屈曲，放松腹肌，检查者用钝尖物由外向内轻而迅速地划其两侧季肋部、脐平面和带部腹壁皮肤。正常时可见到腹肌收缩。

上腹壁反射中心在胸髓7～8。

中腹壁反射中心在胸髓9～10。

下腹壁反射中心在胸髓11～12。

一侧腹壁反射消失见于锥体束损害，某一水平的腹壁反射消失提示相应的周围神经和脊髓损害。

（7）提睾反射　属于人体神经反射中浅反射的一种，在行体格检查的时候，用钝头竹签由上向下轻划股内侧上方皮肤，可以引起同侧提睾肌收缩，使睾丸上提，就叫提睾反射。

（8）霍夫曼征　检查时，检查者用左手轻握被检者腕部，以右手示指及中指轻夹患者中指末端指节，并使腕关节略背屈，各手指轻度屈曲。以拇指迅速向下弹刮被检者中指指甲，正常时无反应。如拇指内收，其余手指也呈屈曲动作即为阳性反应，常见于上肢锥体束病变。

（9）上运动神经元麻痹（亦称中枢性麻痹或强直性麻痹）及锥体束征　锥体束是下行运动传导束，包括皮质脊髓束和皮质核束。因其神经纤维主要起源于大脑皮质的锥体细胞，故称为锥体束。其中部分纤维下行到脊髓，直接或经中继后间接止于脊髓前角运动细胞，称为皮质脊髓束；另一部分纤维止于脑干内躯体运动核和特殊内脏运动核，称为皮质核束。锥体束在离开大脑皮质后，经内囊和大脑脚至延髓（大部分神经纤维在延髓下段交叉到对侧，而进入脊髓侧柱），终于脊髓前角运动细胞。病损时常出现上运动神经元麻痹（亦称中枢性麻痹或强直性麻痹）及锥体束征等。

（10）巴宾斯基（Babinski）征　患者仰卧，髋关节、膝关节伸直，检查者左手握踝上部固定小腿，右手持钝尖的金属棒自足底外侧从后向前快速轻划至小指根部，再转向拇趾侧。正常出现足趾向跖面屈曲，称巴宾斯基征阴性。如出现拇趾背屈，其余四趾成扇形分开，称巴宾斯基征阳性，常见于锥体束受损。

3. 椎动脉型颈椎病检查方法

（1）寰枕关节、寰枢关节两侧压痛。

（2）旋颈试验阳性　旋颈试验又称椎动脉扭曲试验，患者取坐位，头略后仰，并自动向左、右做旋颈动作。如患者出现头昏、头痛、视力模糊症状，提示为椎动脉型颈椎病。

（3）X线片可见钩椎关节侧方或关节突关节骨质增生，椎动脉造影可见椎动脉扭曲、狭窄、入横突孔异常或呈串珠样痉挛。

（4）经颅多普勒检查显示椎基底动脉血流加快或者减慢。

4. 交感神经型颈椎病的检查方法

（1）颈5椎旁压痛。

（2）X线片可见钩椎关节和椎体骨质增生，颈椎生理弧度消失、反张或者脊椎侧突改变。

（3）根据临床体征可排除其他疾病。

（六）诊断

1. 神经根型颈椎病

（1）上肢相应神经分布区域有放射性疼痛、麻木。

（2）椎间孔牵拉试验、扣顶试验、臂丛神经牵拉试验有一项以上阳性。

（3）X线可见椎间隙变窄，斜位片有椎间孔变窄或者骨刺。

2. 脊髓型颈椎病

（1）步态不稳，脚踩棉花感，可出现大小便失禁。

（2）四肢肌张力增高，肌力减弱，腱反射亢进。

（3）霍夫曼征和巴宾斯基征阳性。

（4）X 线片见椎体后缘骨质增生，CT 或 MRI 上显示颈段脊髓受压变形。

3．椎动脉型颈椎病

（1）位置性眩晕、恶心呕吐、视物模糊。

（2）猝倒时神志清醒。

（3）旋颈试验阳性。

（4）椎基底动脉血流速加快或减慢。

4．交感神经型颈椎病

（1）心率加快或减慢，心前区隐痛。

（2）肢体发凉，皮温、肤色改变，肢体遇冷时有刺痒感。

（3）颈 5 椎旁压痛。

（4）X 线片见椎体和椎钩关节骨质增生，颈椎弧度消失、反张或脊椎侧突改变。

二、落枕

（一）概述

落枕是指在睡眠后出现以急性颈部肌肉痉挛、强直、酸胀、疼痛、运动受限为主要症状的病症，又名"失枕"。落枕是颈部软组织常见的损伤之一，多见于青壮年，男多于女，一年四季均可发病，以冬春季发病率较高。轻者 4～5 天可自愈，重者疼痛严重并向头部及上肢部放射，迁延数周不愈。此病推拿疗效确切、迅速。落枕为单纯的肌肉痉挛，成年人若经常发作，常系颈椎病的前驱症状。属中医学"项筋急"范畴。

（二）解剖生理

颈部的肌群有颈阔肌、胸锁乳突肌、斜方肌、斜角肌、头夹肌、半棘肌、肩胛提肌等，这些肌群以脊柱为中轴呈对称性分布，主管头和颈肩部各种活动。颈部的筋膜位于浅筋膜及颈阔肌的深面，各处薄厚不一，围绕颈项部的肌肉、器官，并在血管和神经周围形成纤维鞘，以维护其完整性而起保护作用。

如受到外力牵拉或劳损，致使颈部肌肉群张力平衡失调，便可产生颈部肌筋损伤性痉挛和疼痛。

筋膜位于肌肉的表面，分为浅筋膜和深筋膜两种。

（1）浅筋膜 位于皮下，又称皮下筋膜，由疏松结缔组织构成，其内含有脂肪、浅静脉、皮神经以及浅淋巴结和淋巴管等。脂肪的多少因身体部位、性别和营养状况不同。临床常作的皮下注射，即将药液注入浅筋膜内。

（2）深筋膜 位于浅筋膜深面，又称固有筋膜，由致密结缔组织构成，遍于全身且互相连续。深筋膜包被肌或肌群、腺体、大血管和神经等形成筋膜鞘。

（三）病理病因

（1）头颈部体位不正 如睡眠姿势不良、枕头过高或过低或软硬不适、长时间写字或看书或上网等，使一侧肌群在较长时间内处于过度伸展状态，以致发生痉挛（痉挛的肌肉主要是胸锁乳突肌、斜方肌及肩胛提肌）。

（2）感受风寒之邪　多发于素体亏虚、气血不足、运行不畅，舒缩运动失调，有些患者因睡觉时肩部暴露，颈肩部当风，感受风寒，气血凝滞，经络痹阻而发生急剧疼痛。

（3）外伤　少数患者因颈部突然扭转，致使部分肌肉软组织扭伤或关节错缝。

（四）临床表现

（1）患者在睡眠后出现颈项部疼痛，动则痛甚，进而牵扯到肩背部。

（2）颈项僵直，常保持某一体位姿势，甚至用手扶持颈项部，以减少颈部运动。

（3）颈部某一方向运动明显受限，或两侧方向均受限，如左右旋转、左右侧屈、前屈与后伸等运动（前屈与后伸35°～45°/侧屈与左右旋转45°）。

（五）检查

（1）运动受限　颈部呈僵滞状态或歪斜，运动受限往往限于某个方位上，做被动运动时疼痛加剧。

（2）肌痉挛　临床上以胸锁乳突肌、斜方肌及肩胛提肌痉挛居多，表现为结节状或条索状痉挛。

（3）压痛点　胸锁乳突肌压痛点常在胸锁乳突肌肌腹处；斜方肌压痛点常在锁骨外1/3处，或肩井穴处，或肩胛骨内侧缘；肩胛提肌压痛点常在上 4 个颈椎横突、关节突关节和肩胛骨内上角处。

（4）X 线片　可见颈椎脊椎侧弯，棘突排序紊乱或呈"双突症"（两个棘突）。

（六）诊断

（1）晨起疼痛，颈项僵直，运动受限。

（2）胸锁乳突肌、斜方肌、肩胛提肌结节状或者条索状痉挛。

（3）X 线片可见颈椎脊柱侧弯，棘突排列紊乱或者呈双突症。

（4）一般无外伤史，多因睡眠姿势不良或感受风寒后所致。

（5）急性发病，睡眠后一侧颈部出现疼痛、酸胀，可向上肢或背部放射，活动不利，活动时患侧疼痛加剧，严重者头部歪向患侧。

三、前斜角肌综合征

（一）概述

前斜角肌综合征是指经过锁骨上窝的臂丛神经和血管神经束在第一肋骨上缘部或颈椎横突前缘时，受前斜角肌的压迫或刺激产生的一系列神经血管压迫症状的病症。本病好发于 20～30 岁的女性，右侧多于左侧。本病属于中医上的

"筋肌伤"范畴。

（二）解剖生理

前斜角肌起自颈椎第3～6椎体横突的前结节，斜向前下方止于第一肋骨的内上缘和斜角肌结节上，有抬高第一肋骨以助吸气的作用，由颈丛颈4前支支配。斜角肌的附着部附近比较坚韧而缺乏弹性，附着部的后侧与第一肋骨形成锐角，锁骨下动脉从该处通过，而锁骨下静脉则从前斜角肌附着部的前侧通过，而臂丛神经则从前、中斜角肌的间隙中穿出，紧贴于锁骨下动脉后侧，呈水平位或者稍向上方绕出过第一肋骨。故该处肌异常时，易压缩此周围的组织。

三块斜角肌均位于较厚的椎前筋膜深面，由第4～6颈神经的前支支配，作用为上提第1肋、第2肋，以助深吸气。如肋已固定则可侧屈颈段脊柱。

前斜角肌的后缘、中斜角肌的前缘以及第1肋骨的上面共同围成的三角形间隙称为斜角肌间隙，有臂丛和锁骨下动脉越过，而锁骨下静脉则在前斜角肌的前方跨过第1肋的上面。

（三）病理病因

中医学认为先天不足或者跌扑损伤，致使筋肌挛急，气机受阻，血行不畅发为本病。西医认为主要与损伤、骨性畸形和肌性畸形有关。

（1）损伤　当颈部处于后伸侧屈位时，头部突然向对侧和侧屈方向旋转，使一侧前斜角肌受扭转力牵拉而产生损伤，或者保护性痉挛，或斜角肌发生肥厚和纤维化时，可牵扯第一肋骨抬高而间接压迫臂丛神经和锁骨下动脉，引起神经血管压迫症状。

（2）骨性畸形　肩下垂、高位胸骨、高位第一肋骨或者臂丛位置偏后等先天畸形，其第一肋骨可长期刺激臂丛神经而引起前斜角肌痉挛、肌肉肥大。此肌痉挛又进一步抬高第一肋骨而加重对臂丛神经的刺激，形成神经血管束压迫症状的恶性循环。

（3）肌性畸形

① 前斜角肌、中斜角肌肌腹的解剖变异而相互融合，神经血管束在经过肌腹，或者穿过前、中斜角肌某一肌腹时，因受到斜角肌融合或者痉挛的约束，引起神经血管的压迫症状。

② 先天性畸形：前中斜角肌融合成为一块，因此臂丛必须劈开前、中斜角肌的纤维穿过。

③ 前斜角肌肥大可以是原发的，也可以是继发于臂丛神经受刺激而引起的前斜角肌痉挛。前斜角肌的附着点靠外造成三角间隙的狭窄。以上三种情况均可使神经血管束受压产生斜角肌综合征。

受上述因素的影响，当臂丛神经受压迫时出现上肢神经症状，锁骨下动脉受压迫时出现供血减少的症状，而锁骨下静脉受压迫则出现静脉回流障碍。

（四）临床表现

（1）患侧锁骨上窝前斜角肌部位疼痛、胀满，运动时有牵扯感。患者常以健手托住患肢，以减轻疼痛。

（2）患侧上肢有放射性疼痛和触电样感，或有麻木、蚁行样、刺痒等感觉，以肩、上臂内侧、前臂和手部尺侧以及小指、无名指为明显。

（3）早期会出现患肢发凉，肤色发白；静脉回流障碍则出现手指发胀，肤色由白转紫；晚期则可能出现手指溃烂难愈。

（4）少数患者偶有交感神经刺激症状，如瞳孔扩大，面部出汗，患肢皮温降低等，甚至出现霍纳综合征。

（五）检查

（1）患侧锁骨上窝处可触及紧张、肥大而坚硬的前斜角肌肌腹，局部有明显的压痛，并向患侧上肢放射。

（2）抬举患肢时症状可明显减轻，下垂患肢或向下牵拉患肢时则症状明显加重。

（3）臂丛神经牵拉试验、艾迪森症呈阳性。

（4）X线片可见颈肋或颈7横突过长。

（六）诊断

（1）锁骨上窝前斜角肌部位疼痛、胀满、牵扯感。

（2）患肢神经受压症状，出现放射性疼痛和触电样感。

（3）患肢血管受压症状，凉、胀、肤色改变。

（4）艾迪森症阳性。

四、寰枢关节半脱位

（一）概述

寰枢椎半脱位是指寰枢向前、向后脱位，或者寰齿两侧不对称，导致上颈段脊神经、脊髓受压的一种病症，又称为"寰枢关节失稳症"。本病好发于青年，男性多见。属于中医学上的"骨错缝""筋节伤"范畴。

（二）解剖生理

详见本章第三节相关内容。

（三）病理病因

（1）炎症　咽部炎症及上呼吸道感染、类风湿等因素，促使寰枢关节周围滑膜充血、水肿和渗出增加，引起齿状突和韧带之间的间隙增宽，容易造成齿状突滑脱或者颈部旋转后的复位，形成旋转交锁，造成关节半脱位。

（2）创伤　外来暴力作用于上颈段，可直接造成横韧带、翼状韧带的撕裂，或引起滑囊、韧带的充血、水肿，引起寰枢关节旋转不稳或者半脱位。寰椎骨折、枢椎齿状突骨折，则直接造成寰枢关节脱位。游泳、跳水时，头部触及池底，颈部过度屈曲，易引起寰枢关节前脱位，而头颈部受到外伤，则引起齿状突向侧方或者旋转移位。

（3）发育缺陷　寰枢关节的关节面不对称，倾斜度不等大，关节面不等长时，其受力则不均衡。倾斜度大的一侧剪力大，对侧剪力小，使关节处于不稳定状态，使关节半脱位。横韧带、翼状韧带发育的缺陷，同样可造成寰枢关节的不稳定。

（四）临床表现

（1）颈项、肩背部疼痛明显，运动时疼痛加剧，向肩臂部放射。

（2）颈项肌肉痉挛，颈僵强直，头部旋转受限或呈强迫性体位。

（3）累及椎基底动脉时，出现眩晕、恶心、呕吐、耳鸣、视物模糊等症状；累及延髓时，出现四肢麻痹、发音障碍及吞咽困难等症状。

（五）检查

（1）枢椎棘突侧向偏歪，有明显压痛，被动运动则痛加剧。

（2）所累及神经支配区域有皮肤痛觉过敏或者迟钝。

（3）累及脊髓时，有上肢肌力减弱、握力减退，严重时出现腱反应亢进，霍夫曼征阳性；下肢肌张力增高，步态不稳，跟腱反射、膝腱反射亢进，巴宾斯基征阳性。

（4）位置觉以及振动觉减退。

（5）X 线片与张口位片可见齿状突中线与寰椎中心线不对称，齿状突与寰椎两侧块的间隙不对称或者一侧间隙消失。

（六）诊断

（1）起病时，有明显损伤史或者咽部感染史。

（2）颈项强直，呈强迫性体位。

（3）X线片可见齿状突偏离寰椎中心线，或两侧块间隙不对等。

第二章
躯干部

躯干部是指人体中轴和支干的部分，包括颈椎、胸椎、腰椎、骶骨和尾骨等骨结构和相应的肌肉、韧带、筋膜、神经等组织。躯干部是身体的中心区域，支持着身体的主要重量和活动。

第一节 > 躯干部骨性标志

一、躯干部骨性标志触觉体验

（一）胸部

胸部与上肢相连。胸部由胸壁、胸腔和胸腔内器官组成。胸廓和软组织构成胸壁，胸壁和膈围成胸腔。胸腔正中被纵隔占据，纵隔的两侧有肺及其表面的胸膜和胸膜腔。胸壁参与呼吸运动，胸腔内有呼吸系统和循环系统的主要器官。胸腔向上经胸廓上口与颈部相通，向下借膈与腹腔分隔。

胸部上界以颈静脉切迹、胸锁关节、锁骨上缘、肩峰和第 7 颈椎棘突的连线与颈部分界，下界以剑突、肋弓、第 11 肋前端、第 12 肋下缘和第 12 胸椎棘突的连线与腹部分界，上部两侧以三角肌前后缘与上肢分界。肝、脾和肾等腹腔器官位于胸壁下部的深面，故胸壁外伤时可累及这些器官。胸膜顶、肺尖和小儿胸腺向上突入颈根部，故在颈根部针刺、手术和臂丛麻醉时应注意保护这些结构和器官。

胸部可以触诊到的显著结构有胸骨柄、胸骨颈静脉切迹、胸骨角、第 1 肋软骨、第 2 肋软骨、胸廓下口。

1. 触诊胸骨柄

左、右两手的示指之间为胸骨柄（图 2-1）。它大约为 1/3 的胸骨长度，与胸骨体的连接在第 2 肋高度。

二维码扫码
胸骨和肋骨、
上肢带骨讲解

2. 触诊胸骨颈静脉切迹

检查者示指所指的为颈静脉切迹（图 2-2）。它位于胸骨上缘，是一个凹面向上的切迹。胸骨柄另有两个切迹，在胸骨柄两侧与锁骨内侧端相邻处为锁切迹。

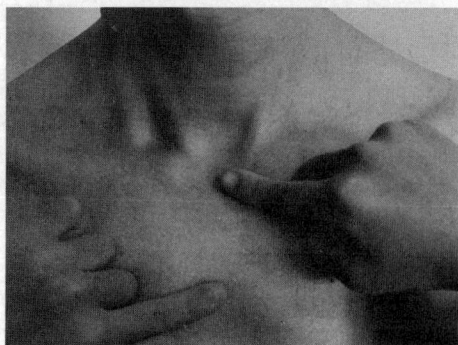

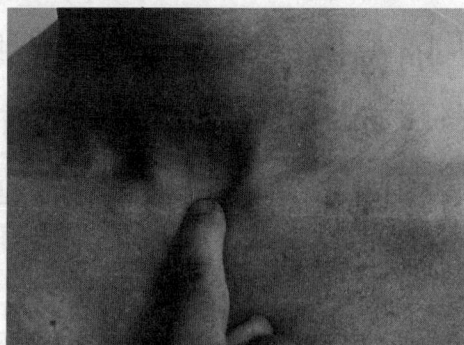

图 2-1　胸骨柄　　　　　　图 2-2　胸骨颈静脉切迹

3. 触诊胸骨角

检查者示指所指的为胸骨角（图 2-3）。胸骨角是胸骨体和胸骨柄的连接处，向前微突成角，两侧分别与第 2 肋软骨形成胸肋关节。

4. 触诊第 1 肋软骨

检查者示指位于锁骨下缘和胸骨柄外侧缘之间，此处能触摸到第 1 肋软骨（图 2-4）。对于不容易触诊的个体，可要求其做快速、重复的吸气动作以抬高肋骨，此方法更容易找到。

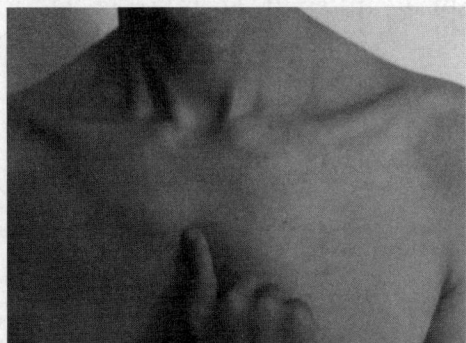

图 2-3　胸骨角

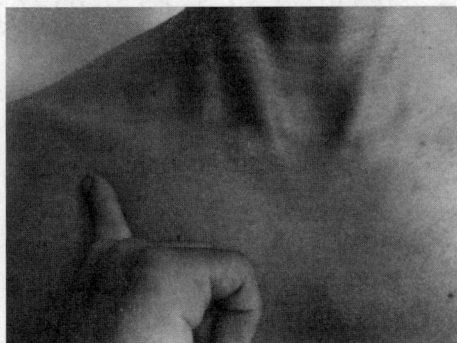

图 2-4　第 1 肋软骨

5. 触诊第 2 肋骨

（1）触诊第 2 肋骨体前端　第 2 肋骨体前端（图 2-5）位于第 1 肋和第 3 肋之间，胸骨角的外侧。检查者的示指位于第 2 肋间隙，紧贴着第 2 肋的下缘。

（2）触诊胸骨前部的第 2 肋骨体　沿着胸骨角外侧的第 2 肋向外可以触诊锁骨下方的第 2 肋骨体（图 2-6）。

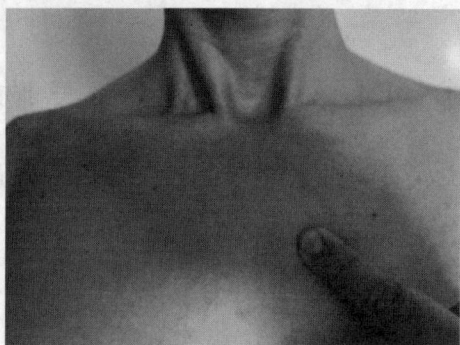

图 2-5　第 2 肋骨体前端

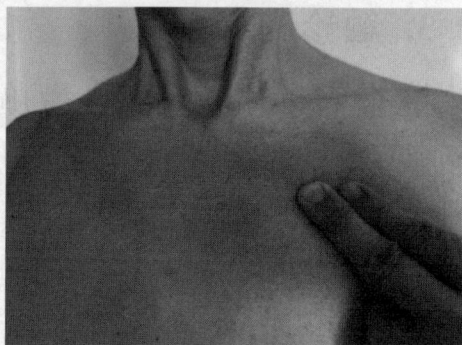

图 2-6　胸骨前部第 2 肋骨体

6. 触诊胸廓下口

胸廓下口（图 2-7）是左右径最大的椭圆形开口，大约是上口的 3 倍。胸廓下口是一个向后下的倾斜平面。前界为剑突。假肋通过它们前端的肋软骨与上位肋软骨相连接。这些假肋的肋软骨再与第 7 肋软骨一起组成肋弓软骨缘。

（二）胸腰椎

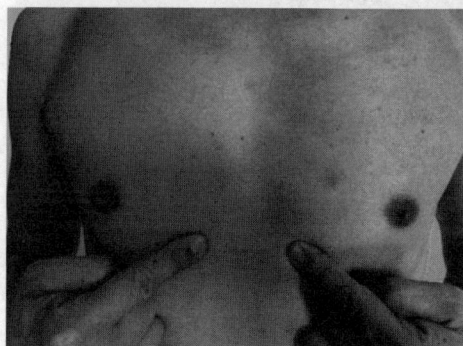

图 2-7　胸廓下口

在幼儿时期椎骨总数为 33～34 块，依所在部位由上而下分为颈椎 7 块、胸椎 12 块、腰椎 5 块、骶椎 5 块和尾椎 4～5 块，成年后 5 块骶椎融合成 1 块骶骨，所有尾椎融合为 1 块尾骨。因此，成人的椎骨总数为 26 块。

胸椎共 12 块，椎体由上至下逐渐增大。椎体侧面后部有半圆形的小关节面，称椎体肋凹；横突尖端前面有横突肋凹，都与肋骨相关节。关节突的关节面几乎呈冠状位。棘突较长且向后下倾斜，相邻棘突依次呈叠瓦状排列。

腰椎共 5 块，为椎体中最大者。由于承受体重压力大，故椎体肥厚。椎孔呈三角形，上下关节突粗大，关节面几乎呈矢状位。棘突宽短呈板状，水平伸向后方，各棘突之间的间隙较宽，故临床多在此作腰椎穿刺。第 2 腰椎棘突下为"命门穴"，第 4 腰椎棘突下为"腰阳关穴"。

胸腰椎可以触诊到的显著结构有第 1～5 腰椎。

检查者的两手示指之间显示的是第 1～5 腰椎（脊柱腰段，图 2-8）。脊柱腰段由五个椎骨组成。

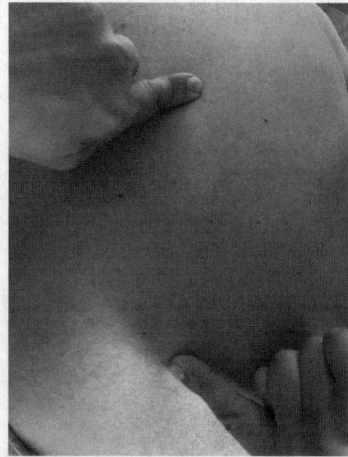

图 2-8　第 1～5 腰椎

二、骶骨骨性标志触觉体验

骶骨由 5 块骶椎融合而成，呈三角形，底向上与第 5 腰椎相接，尖向下与尾骨相连。底的前缘中份向前突出，称岬。

骶骨两侧面各有耳状面，与左、右髋骨的耳状关节面相关节。骶骨中央有纵贯全长的骶管，骶管为椎管的末段，下端的裂孔称骶管裂孔，裂孔两侧有向下的小突起，称骶角，临床上进行骶管麻醉常以骶角来确定骶管裂孔的位置。

骶骨前面凹而光滑，中部有上下并行的 4 条横线，是各骶椎椎体融合的痕迹，横线两端有 4 对骶前孔。后面凸而粗糙不平，正中线上有由棘突愈合形成的骶正中嵴，嵴外侧有四对骶后孔，相当于八髎穴的位置，自上而下分别称为上髎、次髎、中髎、下髎。骶前孔、后孔均与骶管相通，有骶神经前支、后支及血管通过。

尾骨由 4～5 块退化的尾椎融合而成，略呈三角形，底朝上，借软骨和韧带与骶骨相连，下端游离为尾骨尖。

骶骨可以触诊到的显著结构有第 1 骶椎棘突、第 2 骶椎棘突、骶正中嵴、骶角、骶管裂孔。

1. 触诊第 1 骶椎棘突

定位了第 5 腰椎棘突后，只要朝尾侧用力，沿骶正中嵴就能触及骶正中线上的第一个结节，此结节即是第 1 骶椎棘突。

2. 触诊第 2 骶椎棘突

被检查者取坐位，头部前屈。被检查者拇指、示指之间是两侧髋骨（髂骨）上的髂后上棘。定位了髂后上棘后，沿着两侧髂后上棘之间的水平线找到此线的中点即是骶正中嵴的第二个结节，此结节即是第 2 骶椎棘突。

3. 触诊骶正中嵴

检查者的数个手指压在骶骨背面的中线上，即骶正中嵴，其是腰椎棘突的延续处。

4. 触诊骶角

骶管裂孔所形成的凹陷在臀裂上方，我们能很清楚地触及它由两个小的骨柱组成，微微向两侧移动，能与骶正中嵴相区别，此小骨柱即是骶角。

5. 触诊骶管裂孔

在臀裂的正上方，沿着骶正中嵴有一个凹陷，此凹陷是由两侧的骶角从内上方向外下方分开而形成的。骶管裂孔与骶管相延续。

第二节 > 躯干部肌性标志

一、躯干后肌群触诊体验

躯干后肌群可以触诊到的显著结构有斜方肌、背阔肌、大菱形肌、竖脊肌。

二维码扫码
颈浅肌群、
颈外侧肌群、
背浅肌群讲解

1. 斜方肌

斜方肌位于背部浅层。

（1）起止点及作用

起点：起自枕外隆凸、项韧带和全部胸椎棘突。

止点：止于锁骨外 1/3、肩胛骨的肩峰和肩胛冈。

作用：上部肌束收缩可上提肩胛骨，下部肌束收缩可使肩胛骨下降，全肌收缩使肩胛骨向脊柱靠拢。

（2）触诊斜方肌

① 斜方肌上部肌纤维：嘱被检查者上提肩部并使头部向同侧侧屈与检查者的作用力相对抗，斜方肌的上部肌纤维

即显示在颈的外侧部。

② 斜方肌中部肌纤维：检查者侧卧，两肩关节屈曲90°。检查者用力于其肘部上方的臂外侧面。嘱被检查者水平外展肩部抵抗检查者的压力。检查者示指和拇指夹住的就是斜方肌中部肌纤维。

③ 斜方肌下部肌纤维：检查者拇指、示指从背部捏住被检查者两侧的斜方肌下部的肌纤维。这些向上和向外侧斜行的肌纤维逐渐延续为一层扁平筋膜，附着于肩胛骨的内侧端。

2. 背阔肌

背阔肌位于背下部和胸侧部，为全身最大的阔肌，呈三角形。

（1）起止点及作用

起点：起自下 6 个胸椎和全部腰椎棘突、骶正中棘及髂嵴后部。

止点：肌束向外上方集中，以扁腱止于肱骨小结节嵴。

作用：使肩关节内收、旋内和后伸。当上肢上举被固定时，可上提躯干。

（2）触诊背阔肌　嘱被检查者做引体向上动作，背阔肌（图 2-9）通过一个扁平肌腱绕过大圆肌前方止于肱骨小结节嵴（与大圆肌相隔一个滑液囊）。

3. 大菱形肌

位于斜方肌中部的深面，呈菱形。

（1）起止点及作用

起点：起自下 2 个颈椎和上 4 个胸椎棘突。

止点：肌束向外下方，止于肩胛骨内侧缘。

作用：使肩胛骨向脊柱靠拢并向上移动。

（2）触诊大菱形肌　首先定位斜方肌的下部肌纤维。一旦确定后，检查者带动肩胛骨充分外旋，即可触及斜方肌深面的大菱形肌（图 2-10）。

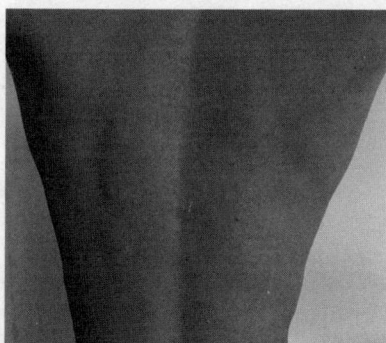

图 2-9　背阔肌

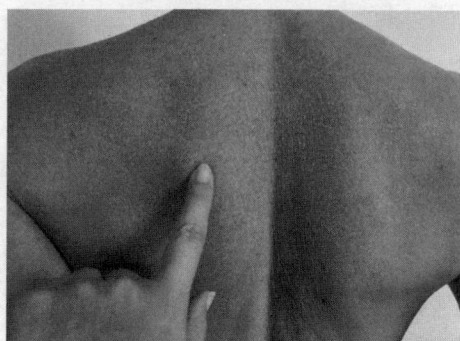

图 2-10　大菱形肌

4. 竖脊肌

（1）起止点及作用

起点：起自骶骨背面及髂嵴的后部。

止点：向上分出许多肌束，沿途止于椎骨和肋骨，并到达颞骨乳突。

作用：使脊柱后伸和仰头，是强有力的伸肌，对保持人体直立姿势有重要作用。

（2）触诊竖脊肌 触诊竖脊肌的下部纤维时，被检查者取俯卧位，躯干后伸，触摸到腰区脊柱沟内的一大块肌肉就是竖脊肌（图 2-11）。棘横肌、胸半棘肌、胸棘肌、胸最长肌和髂肋肌一起构成了庞大的竖脊肌。

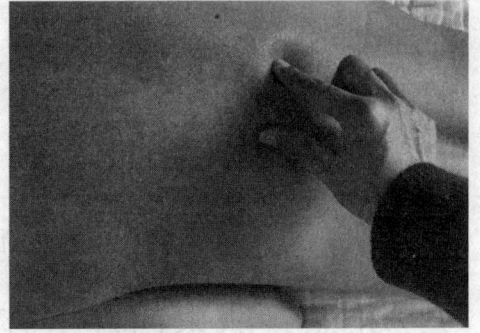

图 2-11　竖脊肌

二、胸前、腹前肌群触诊体验

胸前、腹前肌群可以显著触诊到的结构有肋间外肌、腹外斜肌、腹直肌、腰大肌。

1. 肋间外肌

肋间外肌位于各肋间隙的浅层。

（1）起止点及作用

起点：起自上一肋下缘。

止点：肌束斜向前下，止于下一肋的上缘。至肋软骨处肌束消失，由结缔组织组成的肋间外膜代替。

作用：提肋，助吸气。

（2）触诊肋间外肌 肋间肌群位于每个肋间隙内，由外至内为肋间外肌（图 2-12）、肋间内肌和肋间最内肌。

2. 腹外斜肌

位于腹前外侧壁的浅层，为一宽阔扁肌。

（1）起止点及作用

起点：起自下 8 个肋骨外面。

止点：肌束由后外上方斜向前内下方，小部分止于髂嵴，大部分在腹直肌外侧缘处移行为腹外斜肌腱膜。

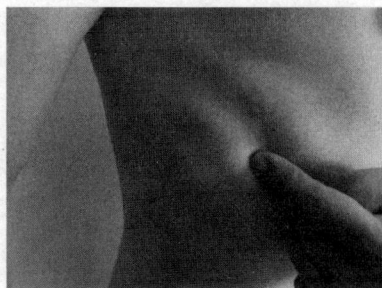

图 2-12 肋间外肌

作用：协助转体增加腹腔压力，保护内脏和肋骨的作用。

二维码扫码
腹部肌肉
讲解

（2）触诊腹外斜肌 被检查者仰卧，其肩部、肘部均屈曲成 90°。检查者站于其对侧，嘱被检查者从床面抬起，带动其肘部向对侧膝部移动。检查者置一手在其肘部以阻止其运动。腹外斜肌附着于肋骨的指状肌束，这些肌束附着于下位 7～8 肋的下缘。

在上述手法的外侧，可以清楚地观察到腹外斜肌肌腹。被检查者侧屈并微屈躯干有助于显示。检查者位于其头侧，用左前臂指导和控制此运动幅度，依据被检查者左侧屈的力度，此肌腹显示在检查者的手指间。

3. 腹直肌

位于腹前壁正中线两侧的腹直肌鞘内，为上宽下窄的带形肌。

（1）起止点及作用

起点：起自下 8 个肋骨外面。

止点：肌束向上止于胸骨剑突及第 5～7 肋软骨的前面。

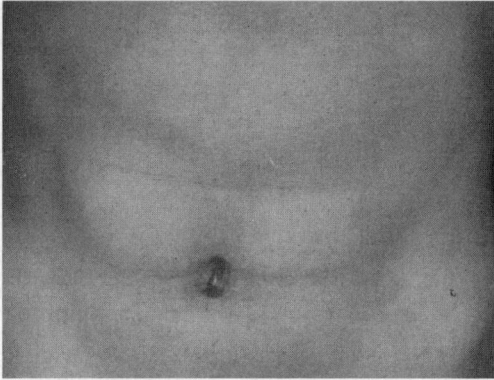

图 2-13　腹直肌

作用：腹直肌是腹部最外层的肌肉，它与腰背肌群和骨盆底肌肉协同工作，以维持躯干的稳定性。

（2）触诊腹直肌　腹直肌（图 2-13）的全长被 3～4 条横行的腱划分成多个肌腹，腱划由结缔组织构成，与腹直肌鞘的前层紧密结合。

4. 腰大肌

位于腰椎两侧的长肌，大部分位于腰椎椎体与横突之间的陷沟内，肌纤维以羽状形式向外下方排列走行，形成上下较细、中段较粗的类似纺锤状的条形肌肉。

（1）起止点及作用

起点：起自第 12 胸椎体、第 1～5 腰椎体和椎间盘的侧面，以及全部腰椎横突的前面和下缘。

止点：肌束向下与髂肌结合，形成一肌腱，穿过腹股沟韧带的肌腔隙，沿髂耻隆起的前面及髋关节囊的前内侧面下行，止于股骨小转子。

作用：腰部骨骼及肌肉具有维持身体姿势稳定、传导上下肢力量、完成各种技术动作的重要功能。

（2）触诊腰大肌

① 被检查者仰卧，检查者用拇指、示指触诊，拇指置于髂前上棘，示指置于脐部。

②　假想上述检查者拇指、示指之间有一条虚线，取其中点，即腹直肌的外侧缘。

③　上述两步骤完成后，腰大肌即在腹壁深面，腹直肌的外侧缘，此肌腹能在手指下被触及（被检查者屈髋有助于触诊腰大肌）。

第三节 > 躯干部关节运动解剖体验

一、脊柱

（一）脊柱的构成

脊柱由躯干骨的 24 块椎骨、1 块骶骨和 1 块尾骨借骨连结形成，构成人体的中轴，上端承载颅，下端连接肢带骨。胸廓由 12 块胸椎、12 对肋及胸骨连接而成。

各椎骨之间借助韧带、软骨和滑膜关节相连，可分为椎体间连结和椎弓间连结。

（1）椎体间的连结　椎体之间借椎间盘及前、后纵韧带相连。

①　椎间盘：是连接相邻两个椎体的纤维软骨盘（第 1 及第 2 颈椎之间除外），成人有 23 个椎间盘。椎间盘由两部分构成，中央部为髓核，是柔软而富有弹性的胶状物质，为胚胎时脊索的残留物。周围部为纤维环，由多层纤维软骨环按同心圆排列组成，牢固连结各椎体上面、下面，保护髓核

并限制髓核向周围膨出。椎间盘既坚韧又富弹性，承受压力时被压缩，除去压力后又复原，具有"弹性垫"样作用，可缓冲外力对脊柱的震动，也可增加脊柱的运动幅度。23个椎间盘的厚薄各不相同，中胸部较薄，颈部较厚，而腰部最厚，所以颈椎、腰椎的活动度最大。颈腰部的椎间盘前厚后薄，胸部的则与此相反。其厚薄和大小可随年龄而有差异。当纤维环破裂时，髓核容易向后外侧脱出，突入椎管或椎间孔，压迫相邻的脊髓或神经根引起牵涉性痛，临床称为椎间盘脱出症。

② 前纵韧带：是椎体前面延伸的一束坚固的纤维束，宽而坚韧，上自枕骨大孔前缘，下达第1或第2骶椎椎体。其纵行的纤维牢固地附着于椎体和椎间盘，有防止脊柱过度后伸和椎间盘向前脱出的作用。

③ 后纵韧带：位于椎管内在椎体的后面，窄而坚韧。起自枢椎并与覆盖枢椎椎体的覆膜相续，下达骶骨。与椎间盘纤维环及椎体上下缘紧密连结，而与椎体结合较为疏松，有限制脊柱过度前屈的作用。

（2）椎弓间的连接　包括椎弓板、棘突、横突间的韧带连结和上、下关节突间的滑膜关节。

① 黄韧带：位于椎管内，为连结相邻两椎弓板间的韧带，由黄色的弹性纤维构成。黄韧带协助围成椎管，并有限制脊柱过度前屈的作用。

② 棘间韧带：连结相邻棘突间的薄层纤维，附着于棘

突根部到棘突尖。向前与黄韧带、向后与棘上韧带相移行。

③ 棘上韧带和项韧带：棘上韧带是连结胸椎、腰椎、骶椎各棘突尖之间的纵行韧带，前方与棘间韧带相融合，有限制脊柱前屈的作用。而在颈部，从颈椎棘突尖向后扩展成三角形板状的弹性膜层，称为项韧带。项韧带常被认为是棘上韧带和颈椎棘突间韧带的延续，向上附着于枕外隆凸及枕外嵴，向下达第 7 颈椎棘突并续于棘上韧带，是颈部肌肉附着的双层致密弹性纤维隔。

④ 横突间韧带：位于相邻椎骨横突间的纤维索，部分与横突间肌混合。

⑤ 关节突关节：由相邻椎骨的上、下关节突的关节面构成，属平面关节，只能作轻微滑动。

（二）脊柱的特点

脊柱的功能是支持躯干和保护脊髓。成年男性脊柱长约 70cm，女性的略短，约 60cm。其长度可因姿势不同而略有差异，静卧比站立时可长 2~3cm，这是由于站立时椎间盘被压缩所致。椎间盘的总厚度约为脊柱全长的 1/4。老年可因椎间盘胶原成分改变而变薄，骨质疏松而致椎体加宽和高度减小，以及脊柱肌肉动力学下降致胸曲和颈曲的凸度增加，这些变化都会直接导致老年脊柱的长度减小。

① 脊柱前面观：从前面观察脊柱，自第 2 颈椎到第 3 骶椎的椎体宽度，自上而下随负载增加而逐渐加宽，到第 2

骶椎为最宽。骶骨耳状面以下，由于重力经髋骨传到下肢骨，椎体已无承重意义，体积也逐渐缩小。从前面观察脊柱，正常人的脊柱有轻度侧屈，惯用右手的人，脊柱上部略凸向右侧，下部则代偿性地略凸向左侧。

② 脊柱后面观：从后面观察脊柱，可见所有椎骨棘突连贯形成纵嵴，位于背部正中线上。颈椎棘突短而分叉，近水平位。胸椎棘突细长，斜向后下方，呈叠瓦状排列。腰椎棘突呈板状，水平伸向后方。

③ 脊柱侧面观：从侧面观察脊柱，可见成人脊柱有颈、胸、腰、骶4个生理性弯曲。其中，颈曲和腰曲凸向前，胸曲和骶曲凸向后。脊柱的这些弯曲增大了脊柱的弹性，对维持人体的重心稳定和减轻震荡有重要意义。胸曲和骶曲凹向前方，在胚胎时已形成，胚胎是在全身屈曲状态下发育。婴儿出生后开始抬头、坐起及站立行走对颈曲和腰曲的形成产生明显影响。也有认为凸向前方的颈曲在胚胎时也已显现，这是胚胎伸头动作肌肉发育的结果。脊柱的每一个弯曲都有它的功能意义，颈曲支持头的抬起，腰曲使身体重心垂线后移，以维持身体的前后平衡，保持稳固的直立姿势，而胸曲和骶曲在一定意义上扩大了胸腔和盆腔的容积。

（三）脊柱的活动度

脊柱可以做前屈、后伸、侧屈、环转等运动。

二、胸廓

（一）胸廓的构成

胸廓由 12 块胸椎、12 对肋骨、1 块胸骨和它们之间的连结共同构成。胸廓上窄下宽，前后扁平，由于胸椎椎体前凸，水平切面上呈肾形。

构成胸廓的主要关节有肋椎关节和胸肋关节。

（1）肋椎关节　肋骨与脊柱的连结包括肋头和椎体的连结即肋头关节，及肋结节和横突的连结即肋横突关节。这两个关节在功能上是联合关节，运动时肋骨沿肋头至肋结节的轴线旋转，使肋上升或下降，以增加或缩小胸廓的前后径和横径，从而改变胸腔的容积，有助于呼吸。

① 肋头关节：由肋头的关节面与相邻胸椎椎体边缘的肋凹（常称半关节面）构成，属于微动关节，有肋头辐状韧带和关节内韧带加强。

② 肋横突关节：由肋结节关节面与相应椎骨的横突肋凹构成，也属于微动关节。有肋横突韧带、囊韧带、肋横突上韧带和肋横突外侧韧带等加强。

（2）胸肋关节　由第 2~7 肋软骨与胸骨相应的肋切迹构成，属微动关节。第 1 肋与胸骨柄之间的连结是一种特殊的不动关节，第 8~10 肋软骨的前端不直接与胸骨相连，而依次与上位肋软骨形成软骨间连结。因此，在两侧各形成一个肋弓，第 11 肋和 12 肋的前端游离于腹壁肌肉之中。

（二）胸廓的特点

（1）上窄下宽。

（2）前后径小于左右径。

（3）脊柱突入胸廓内。

（4）成人胸廓近似圆锥形，容纳胸腔脏器。胸廓有上、下两口：胸廓上口较小，由胸骨柄上缘、第 1 肋和第 1 胸椎椎体围成，是胸腔与颈部的通道。由于胸廓上口的平面与第 1 肋的方向一致，向前下倾斜，故前部较低，胸骨柄上缘约平对第 2 胸椎体下缘。胸廓下口宽而不整，由第 12 胸椎、第 12 肋及第 11 肋的前端、肋弓和剑突围成，膈肌封闭胸腔底。

（5）胸廓的形状有明显的个体差异，这与年龄、性别、健康状况及生活条件有关。新生儿的胸廓矢状径略等于横径，胸廓呈桶状；6 岁以后，横径逐渐增大；13 岁时，胸廓与成年人相似；15 岁后出现性别差异，女性胸廓上部与下部直径相差不大，胸廓短而钝圆形；男性胸廓各径比女性较大，胸廓近似上窄下宽前后略扁的圆锥形；老年人的胸廓因肋骨钙化，弹性减小，运动减弱，胸廓不塌，呈长扁形。成年人的胸廓可分为扁平形、圆柱形及圆锥形。肌肉和肺发育良好的人，胸廓宽而短，肌肉和肺发育欠佳的人，胸廓窄长，前后径较短而呈扁平形。圆柱形胸廓介于二者之间。

（6）两侧肋弓在中线构成向下开放的胸骨下角。角的尖部有剑突，剑突又将胸骨下角分成了左、右剑肋角。剑突尖约平对第 10 胸椎下缘。

（三）胸廓的活动度

胸廓底部为膈肌。膈肌为向上膨隆呈穹窿状的横纹肌。膈肌收缩时，穹窿顶向下移动 1～7cm，因而使胸腔的上下径增加。胸腔容积增大而形成吸气运动。深吸气时，膈肌穹窿顶下降可达 6～10cm。膈肌放松时，穹窿顶上升，使胸腔上下径减少，胸腔容积变小而形成呼气运动。

胸廓的形态和健康状况有关。胸腔内脏器官和胸部骨骼的病理变化可使胸廓形态发生改变。如肺气肿患者常有胸廓外观的改变，其胸廓的前后径与横径都增大，两者几乎相等，且肋平举，肋间隙加宽，胸廓呈桶状，称桶状胸。又如婴幼儿患佝偻病时，骨骼变形，胸骨显著前突，尤以下部明显，胸廓前后径增大形成畸形，称鸡胸。一些严重消耗性疾病患者或极度消瘦者，其胸廓前后径和横径均缩小，前后径比横径小得多，形成所谓的扁平胸。患有肺不张、肺萎缩或胸腔积液、胸壁肿瘤等疾病时，可出现胸廓两侧的不对称。因此观察胸廓外形是对疾病检查诊断的内容之一。此外，胸廓表面的骨性特点常作为体检时的骨性标志。胸骨柄与胸骨体相交处略向前突出，称胸骨角。此处与第二肋骨相接，是计数肋骨和肋间隙的主要标志，以此作为基准，可以准确地确定诸如心尖搏动部位、各心音听诊区的位置等。

第四节 > 躯干部牵伸解剖体验

参与躯干活动的肌肉主要分布在骨盆、脊柱和胸腔之间。腹部肌肉（腹外斜肌、腹内斜肌、腹直肌、腹横肌）和腰部肌肉（腰大肌、腰方肌）参与脊柱的前屈，背部的竖脊肌参与脊柱的后伸。适度的拉伸可以减轻背部的酸痛不适感。

一、坐姿下躯干伸肌牵伸

（一）动作要领

双腿分开在椅子上坐直，慢慢屈躯干，身体前倾，继续弯腰，将头和腹部弯至双腿之间、大腿之下。

（二）肌肉牵伸

牵伸最大的肌肉：髂肋腰肌、多裂肌。

牵伸较小的肌肉：棘突间肌、回旋肌、胸棘肌。

（三）牵伸要点

牵伸速度要慢，不要将背挺直。臀部不要离开椅子。

二、站姿下躯干侧屈肌牵伸

（一）动作要领

双腿并直站立，身体对着墙的方向，距离墙约一手臂的距离。左手掌放在与肩同高的地方，右手掌根部放在髋关节。双脚伸直，收臀，将髋部向墙壁方向微微旋转。右手向墙壁方向推右髋部。

（二）肌肉牵伸

牵伸最大的肌肉：左侧腹外斜肌、左侧腹内斜肌、左侧回旋肌。

牵伸较小的肌肉：左侧横突间肌、左侧多裂肌、左侧腰方肌。

（三）牵伸要点

站在不滑的表面，左手伸直，不要屈肘。

三、坐姿下躯干侧屈肌牵伸

（一）动作要领

在椅子上坐直，双手在头后交叉，双肘在肩后成一条直线，向侧面弯腰。右肘向右髋移动。

（二）肌肉牵伸

牵伸最大的肌肉：左侧腹外斜肌、左侧腹内斜肌、左侧回旋肌。

牵伸较小的肌肉：左侧横突间肌、左侧多裂肌、左侧腰方肌。

（三）牵伸要点

尽量减少弯腰或伸腰，臀部和大腿要完全接触椅子。

第五节 > 躯干部临床解剖联系

一、退行性脊柱炎

（一）概述

退行性脊柱炎是指椎间盘退变狭窄、椎体边缘退变增生及小关节因退变而形成的骨关节疾病。高发于 40～50 岁，临床上以腰椎发病率最高，好发于中年以后，男性多于女性，长期从事体力劳动者易发生本病。中医上属于"腰痛病"范畴。

（二）解剖生理

脊柱承载人体的重量，主司躯体的运动，而腰椎的负荷最大，运动量也最大，因此其体积也最大。腰部脊柱是由 5 个椎体组成的具有生理前屈弧度的骨性支柱，承受人体 1/2 的重量，具有承上启下的作用。腰椎小关节呈矢状面，可做前后屈伸、左右旋转、左右侧屈和环旋运动。椎体的横径及矢径自腰 1～4 逐渐增大，与椎体负重自上而下逐渐加粗一致。第五腰椎椎体下部负荷小于上部，所以下部横径、矢径与腰 4 椎体相应部位相比要小。腰椎椎体前缘高度自腰 1～5 逐渐递增；而后缘高度则逐渐递减，腰 1 和腰 2 椎体前低后高，腰 3 前后高低大致相等，腰 4 和腰 5 前高后低。从解剖学和生物力学的角度看，腰 5 和腰 5 椎体后关节及周围的软组织所受的压力最大，极易出现损伤和病变。

腰椎椎体由纵向及横向略呈弧形的骨小梁构成，交织成网状，具有抗应力的作用。但随着年龄的增长，骨质逐渐疏松，即单位体积的骨量减少，横向骨小梁变细甚至消失，纵向骨小梁增粗，周围皮质变薄。椎体由于长期负荷，之间压缩变扁，或呈楔形改变，髓核也经软骨板突向椎体内，形成 Schmorl 结节等。椎间盘退行性变性后，椎体边缘出现骨质增生。

骨质疏松症是多种原因引起的一组骨病，骨组织有正常的钙化，钙盐与基质呈正常比例，以单位体积内骨组织量减少为特点的代谢性骨病变。

骨质增生：骨质增生症多发于中年及以上。一般认为由于中年以后体质虚弱及退行性变；长期站立或行走及长时间处于某种姿势，由于肌肉的牵拉或撕脱、出血，血肿机化，形成刺状或唇样的骨质增生；骨刺对软组织产生机械性刺激和外伤后软组织损伤、出血、肿胀而致。

（三）病理病因

（1）内因 腰椎是人体负荷最大、活动最多的椎体，随着年龄的增加和骨量的减少，脊柱载荷和抗应力能力下降，加速了椎间盘的退行性变性，使椎间盘失去其固有的弹性，椎间隙变窄，从而减弱了椎体对压力的缓冲，椎体和小关节不断受到震荡、冲击和磨损，逐渐产生了代偿性的骨质增生。

（2）外因 由于外伤和劳损或长期受风寒湿邪的侵袭，椎间盘退行性变性加速，弹性减弱，脊柱和椎管总长度缩短，引起周围韧带松弛，关节失稳，导致椎体不断受到创伤刺激，日久形成骨质增生。

骨刺的产生与年龄的增长正相关，年龄越大增生越严重。压力和损伤与骨质增生关系密切，压力可能是引起增生的主要因素，而增生是椎体对于压力的反应，是骨组织对压力所产生的代偿性产物。由于生物力学的作用，增生好发于脊柱生理曲度的凹侧。

随着年龄的增长，关节的软骨逐渐退化，细胞的弹性减小，骨关节在不知不觉中被磨损，尤其是活动量较大的颈、腰、膝、足跟，损伤的关节软骨在没有血管供给营养时就很难修复，这时在关节软骨的周围血液循环比较旺盛，就会出现代偿性软骨增长，此即为骨质增生的前身。时间久了增生的软骨又被钙化，这就是骨质增生。这是一种自然的老化现象，一般长骨刺就表示此人的脊椎进入老化阶段。

（四）临床表现

（1）早期典型症状　腰背酸痛、钝痛、僵硬不适，不能久坐或久站，晨起或者久坐起立时症状较重，活动后减轻，过度运动或劳累后加重。（晨僵）疼痛常与天气变化有关，一般不会十分严重，时轻时重。

（2）腰部屈伸受限，被动运动基本正常。

（3）急性发作的时候，腰痛症状明显，可牵扯到臀部以及大腿，若骨刺压迫或刺激神经根时，可出现下肢疼痛、麻木、感觉障碍等症状。

（五）检查

（1）腰椎生理曲度减小或者消失，甚至出现反弓。

（2）腰部肌肉僵硬，脊柱轻度压痛或叩击痛，放射痛不明显。

（3）腰部屈伸运动受限，下肢后伸试验阳性。

（4）X线片可见椎体边缘骨质增生、椎间隙变窄、关节模糊、生理曲度改变、骨质疏松等，骨密度测定显示骨密度降低。

（六）诊断

（1）有长期从事弯腰劳动和负重的工作史或者外伤史。

（2）患者多为40岁以上体型肥胖者，起病缓慢。

（3）有早期典型症状，以腰背酸痛、僵硬不适为主。

（4）主动运动功能受限，被动运动基本正常，轻度压痛，下肢放射痛不明显。

（5）腰椎生理曲度变小，甚至反弓。

（6）X线片显示椎体边缘骨质增生、椎间隙变窄、关节模糊。

二、项背肌筋膜炎

（一）概述

项背肌筋膜炎是指项背部筋膜、肌肉等软组织出现无菌性炎症而引起的一种慢性病症。本病多与职业、气候和工作环境有关。本病属于中医学"痹证"范畴。

（二）解剖生理

斜方肌位于项部和上背部，起自上项线、枕外隆突、项韧带和全部胸椎的棘突，肌纤维向外止于锁骨和肩峰端、肩峰以及肩胛冈。斜方肌上部纤维收缩，可使肩胛骨下角外旋；下部纤维收缩，可使肩胛骨下降；两侧同时收缩可使肩胛骨向中线靠拢；如肩胛骨固定，两侧共同收缩，可使头后仰；中部纤维收缩，可内收肩胛骨；上下部纤维同时收缩，并可使肩胛骨外旋。

肩胛提肌位于颈项两侧的肌束起自第 3、第 4 颈椎横突，附着于肩胛骨内侧角及脊柱缘的最上部，肌肉上部位于胸锁乳突肌深侧，下部位于斜方肌的深面，为一对带状长肌。其功能是收缩时上提肩胛骨，如止点固定，一侧收缩可以屈颈，头向同侧旋转。

大、小菱形肌位于肩胛提肌的下方，斜方肌深层。大菱形肌起自上位 4 个胸椎的棘突，向外下附着于肩胛骨脊柱缘；小菱形肌起自下位两个颈椎的棘突，附着于肩胛骨的内上部。大、小菱形肌能内收、内旋并上提肩胛骨。小菱形肌与大菱形肌之间有一层非常薄的蜂窝组织层。

（三）病理病因

本病与劳损、风寒湿邪侵袭以及肝肾亏虚有关。项背肌劳损则气滞血瘀，经络痹阻，不通则痛；风寒湿邪侵袭则寒凝血滞，筋肌气血运行不畅而生痛；肝肾亏虚则气血不足，筋失润养，日久生痛而发病。

项背部在日常生活和工作中经常固定于某种不良姿势，尤其长期低头工作，可引起项背部软组织的紧张，肌筋膜反复牵拉出现损伤，伴随无菌性炎症渗出。日久滑膜皱裂增厚，纤维变性和肉芽组织形成，以致局部血供减少，软组织粘连，末梢感觉神经受压，导致项背部持续疼痛。

（四）临床表现

项背部广泛性酸胀痛，并有沉重感，晨起和天气变化的时候症状加重。喜按、喜暖，恶寒。劳累后症状加重，休息或项背部适当运动可使症状减轻。

（五）检查

（1）项背部运动受限，尤以屈伸时明显。

（2）项背肌紧张，压痛多在肩胛内缘、颈以及胸椎棘突以及两侧，可触及条索状结节或是筋膜摩擦感。

（3）臂丛神经牵拉试验、椎间孔挤压试验阴性。

（4）X线片可见颈椎生理曲度消失或者反弓、项韧带钙化等。

（六）诊断

（1）有劳损、风寒湿邪侵袭，或长期从事低头工作史。

（2）项背部弥漫性酸胀、疼痛，晨起和天气变化时症状明显。

（3）项背肌紧张，项背部压痛广泛，无神经根放射症状。

（4）颈椎生理曲度消失或者反弓、项韧带钙化。

项背肌筋膜炎是由于外伤或劳损等所致的局部软组织无菌性炎症产生化学物质刺激，使纤维组织增生、粘连、弯曲。小血管痉挛、循环受阻、肌细胞缺氧，导致局部代谢障碍。使组织释放大量多肽类及单胺类物质作用于痛觉神经，从而引起项背部酸、胀、钝痛的症状。由于是慢性劳损性疾病，复发率较高。除指导患者注意颈背部保暖、纠正不良体位外，项背肌功能锻炼操可改善项背部软组织血液循环、缺氧，以消除炎性物质，是项背肌筋膜炎巩固疗效的一种有效方法。

三、胸椎后关节紊乱

（一）概述

胸椎小关节紊乱又称为胸椎小关节错缝，中医称为胸椎错缝，是指胸椎小关节的急慢性损伤，引起小关节错缝而导致的胸椎相关肌肉、关节筋膜以及相邻神经损害的脊背疼痛、沉重感，深则牵扯肩背疼痛或胃区、胆囊区等脊柱水平面脏腑反射性疼痛等一系列症状。

胸椎小关节由胸椎后关节、肋骨小头关节、肋横突关节组成，是联动微支关节。胸段脊柱因其椎体的固有特征及胸廓和周围组织的加固保护作用，因此发生紊乱的概率较低，临床上容易被忽视，从而引起错位关节周围软组织无菌性炎症，甚至出现肋间神经或胸脊神经受到压迫而引起相应临床症状。

（二）解剖生理

胸椎小关节由胸椎后关节、肋骨小头关节、肋横突关节三组关节构成，属联动微动关节，在外伤、劳损、胸椎椎间盘及胸椎韧带退行性变等情况下，可使胸椎小关节正常位置改变，胸椎内外平衡失调，进而导致胸椎小关节后仰或仰旋移位而紊乱。胸椎小关节紊乱导致神经、血管等周围软组织的功能受到伤害而出现相应的症状和体征，称胸椎小关节紊乱症；胸椎小关节紊乱的常见症状是脊背疼痛。但由于胸椎小关节错位程度和对周围神经、血管影响的不同，临床除表现为常见的脊背疼痛外，还可表现为不同程度的急慢性肋间神经痛和胸腹腔脏器功能紊乱等症状，而这些症状又常被误诊为心血管、呼吸系统、消化系统等疾病或神经症、围绝经期综合征等。

胸廓由胸段脊柱、肋骨及胸骨所构成并维持其固有形态，保护胸腔内器官。胸段脊柱由12个椎骨、12个椎间盘及椎旁韧带所组成，三者共同维持脊柱的形态，并构成其功能活动的基础。前后纵韧带对椎间盘和椎体起保护作用，并对其运动范围加以约束；棘上韧带对棘突的活动有限制作用，保护各小关节活动于正常范围之内，同时脊柱的正常运动又依赖于肌肉力量的平衡作用。胸椎的关节结构较颈椎、腰椎特殊，除了关节突关节面外，还有肋横关节面，故一个胸椎与上下相邻的胸椎及左、右肋骨头形成胸椎后关节、肋头关节、肋横突关节，胸椎后关节面呈额状面，故胸部脊柱只能做侧屈运动而不能屈伸。

（三）病理病因

人体的脊柱是椎骨借助关节、椎间盘和韧带构成的。脊柱上附有丰富的肌肉，以加强脊柱的稳定性。在正常情况下，上述组织维持着脊柱的稳定，胸段脊柱因有胸廓的其他组织加固而比颈腰段脊柱稳定，故损伤机会较少。但胸椎间盘及其椎间韧带等组织的退变可减弱胸段脊椎的稳定性，从而增加损伤的机会。

（1）由于小关节本身的问题，如急性创伤、扭伤等因素而致关节积液、肿胀、充血及活动障碍。如胸椎突然遭受外力的牵拉、体位变换不当或扭转时，胸椎小关节不能随所分担的拉应力和压应力作出及时改变，则有可能引起该病。同时，慢性退行性变而致滑膜及关节囊肥厚、骨质增生引起神经根的压迫或刺激症状，关节突关节错位及滑膜嵌顿等。

（2）由于胸椎的邻近脊柱节段的问题，即颈椎病或腰椎病变使脊柱处于不稳定状态，代偿性引起胸椎节段肌肉软组织产生紧张和不平衡。时间一长发生一系列变化失去支撑约束脊柱的功能，所以外界稍一用力或姿势不当即可发生关节的错位或紊乱而发生本病。

（四）临床表现

在人体正常的生理呼吸运动中，胸椎后关节的活动范围很小，但挤压或用力不当的扭挫伤，甚至咳嗽、打喷嚏等，也可引起关节错位。典型患者在发病时往往可闻及胸椎后关节突然错位似的咯噔声。发生关节损伤，表现为错位节段局部明显疼痛不适、胸闷、胸部压迫堵塞感、翻身困难，以及相应脊神经支配区域组织的感觉和运动功能障碍。

（五）检查

（1）急性胸椎后关节紊乱，患者呈痛苦面容。

（2）头颈仰俯、转侧困难，常保持固定体位，多见前倾位，不能随意转动。

（3）受损胸椎节段棘突有压痛、叩击痛和椎旁压痛，深吸气疼痛更甚，棘突偏离脊柱中轴线，后凸隆起或凹陷，受损节段椎旁软组织可有触痛，可触及痛性结节或条索状物。

（六）诊断

（1）有外伤病史、慢性劳损、受凉或长期不良姿势史。

（2）急性患者见单侧或双侧背肌疼痛，肌肉痉挛，胸椎活动范围变小，沿胸肋间神经放射痛，常有心前区疼痛，咳嗽伴有肋间神经痛或胸壁放射痛。

（3）慢性患者见胸闷、胸痛、憋气、背脊痛、胸胁沉重或心前区压迫感，久坐久站、弯腰活动、吸气扩胸可使症状加重，并常引起胸腹腔脏器功能紊乱症状如胸闷心悸、咳喘、胃脘痛等。

（4）查体 胸椎触诊可发现损伤处胸椎棘突偏离中轴线，可表现为旋转、俯仰位偏歪，其偏歪一侧软组织局限性压痛、肌紧张，棘上韧带可触及条索状硬结。

（5）影像学检查 X线胸椎平片依据胸椎小关节错位可见不同表现。旋转式错位正位片可见患椎棘突与左、右椎弓根间距不等宽，侧位片可见椎体后缘双边影和关节突双突征。俯仰式错位侧位片可见寰椎椎体后缘连线中断，并常伴椎体、小关节边角缘骨质增生、韧带钙化等退行性改变。混合式错位可兼见上述两种错位类型胸椎 X 线平片表现。目前 X 线平片检查有检查简便、费用较低、空间分辨率较高的优点，对该病的诊断有重要意义。

四、腰椎间盘突出症

（一）概述

腰椎间盘突出症是由于腰椎间盘退行性变，再加外力、劳损等因素，导致纤维环破裂，髓核从破裂处突出或脱出，压迫腰神经根或者马尾等软组织，而出现腰骶部酸痛、下肢疼痛、麻木甚至肌肉瘫痪等一系列临床症状的病症。统计资料表明，我国腰椎间盘突出症发病率高达 25%，约占门诊腰腿痛患者的 20%，以 L4～5 和 L5～S1 多见。本病好发于

25～45 岁，男性多于女性。

随着电脑的普及和工作、生活方式的改变，此病在青少年人群中开始激增，成为一种严重影响人们工作、生活的多发病。本病属于中医学上的"腰痛病"范畴。

（二）解剖生理

人体脊柱的结构非常复杂，成年人脊柱的椎骨共有 26 块。因寰椎与枢椎之间、骶椎与尾椎之间不存在椎间盘，所以全身的椎间盘只有 23 个。它们均位于两个椎体之间。椎间盘的总厚度为全脊柱总长的 1/4～1/5。腰部的椎间盘最厚，约为 9mm。从腰 1 到骶椎之间都存在腰椎间盘，人们常说的椎间盘突出实际上指的是腰椎间盘突出。颈椎、胸椎之间均有椎间盘，同样可以突出，症状和体征以及治疗方法不同而已。

椎间盘由髓核、纤维环和软骨板组成，是有弹性的软垫，可承受压力、缓冲震荡。各椎体与椎间盘前后面分别有前纵韧带、后纵韧带。前纵韧带宽大，后纵韧带狭小，椎弓间有坚韧而富有弹性的弓间韧带，棘突间有棘间韧带，棘突顶端有棘上韧带，椎板之间有黄韧带。椎体和附件上附着的肌肉、韧带既是脊柱运动的动力，又能对椎间盘起到很好的保护作用。

椎间盘的髓核、纤维环和软骨板随着年龄的增长而发生相应的生理变化，髓核的变化从 20 岁开始，20～30 岁表现为外形逐渐变模糊，与纤维环之间分界不清，30 岁以后随着水分流失的加快，髓核逐渐出现纤维化，50岁后可退变为纤维软骨。

（1）颈腰部纤维环前厚后薄，髓核易向后外侧脱出，突入椎管或椎间孔，压迫脊髓或脊神经致椎间盘脱出症。

（2）纤维环的前部有强大的前纵韧带，后侧的后纵韧带较窄、较薄。因此，髓核容易向后方突出，压迫神经根或脊髓，造成腰椎间盘突出症。

（3）腰部承受的负荷最大，约占人体体重的1/2。

（三）病理病因

1. 内因

（1）解剖结构相关　腰椎间盘纤维环后外侧较为薄弱，纵贯脊柱全长的后纵韧带加强了纤维环后面的稳定性，但自第一腰椎平面以下，后纵韧带逐渐变窄，至第五腰椎和第一骶椎间，其宽度只有原来的一半。腰骶部是人类受力最大的部分，故后纵韧带变窄造成了自然结构上的弱点，使髓核易向后方的两侧突出。

（2）椎间盘退变　随着年龄的增长，椎间盘可有不同程度的退行性变，至30岁以后明显。由于负重和脊柱运动的机会增多，椎间盘经常受到来自各方向的挤压、牵拉和扭转应力，因而容易使椎间盘发生脱水、纤维化、萎缩、弹力下降，致脊柱内外力学平衡失调，稳定性下降，最后因外伤、劳损、受寒等外因导致纤维环由内向外破裂。这是本病发生的最主要原因。

2. 外因

（1）外力损伤　外力损伤是引起该病的重要因素。腰椎排列呈生理性前凸，椎间隙前宽后窄，椎间盘前厚后薄。在弯腰搬运重物的时候，受体重、肌肉和韧带张力的影响，髓核产生强大的反抗性张力，在此情况下，若腰部过度负重或者扭伤，就可能使髓核冲破纤维环向后侧方突出，引起脊神经根、马尾或者脊髓的刺激或压迫，产生症状。

（2）累积性劳损　椎间盘在弯腰运动或受压迫的时候会变形，同时椎间盘吸水能力降低，压力解除后变形和吸水能力得到恢复。若长期从事弯腰工作，或腰部累积性劳损，致髓核长期得不到正常的充盈，纤维环的营养供应会长期不足，加之腰背软组织张力增高，导致椎间盘内压力升高，故轻微的外力也可使纤维环破裂而导致髓核突出。

（3）寒冷刺激　长期受寒冷的刺激，使腰背肌肉、血管、韧带等痉挛、收缩，影响局部血液循环，进而影响椎间盘的营养供应。同时，由于肌肉的紧张，导致椎间盘内压力升高，特别是对于已经变形的椎间盘，更容易造成纤维环的破裂，致使髓核突出。

（四）临床表现

（1）疼痛　腰椎间盘突出患者的腰痛一般为持续性钝痛，典型的表现为平卧位时减轻，站立时加重。也有的患者表现为腰部痉挛性剧痛，难以忍受，需要卧床休息才能缓解。

（2）下肢的放射性疼痛　腰椎间盘突出的患者所表现出来的下肢放射性疼痛是由腰部至大腿及小腿后侧的放射性刺激或麻木感，直达足底部。少数重症患者主要表现为由腰至足部的电击样剧痛，且多伴有麻木感。轻症的腰椎间盘突出者可以行走，但多呈跛行状态。重者需卧床休息，且喜欢屈腰、屈髋、屈膝位。咳嗽、喷嚏等腹压增高时疼痛加剧。

（3）运动障碍　腰部各方向均受限，以前屈和后伸为甚。

（4）主观麻木感　久病患者或神经根受压迫严重者，可见感觉迟钝、麻木等。中央型突出可见鞍区麻痹（会阴部形状类似于马鞍的区域，即马鞍区）。腰椎间盘突出症可致CES（中央管狭窄导致马尾神经受压，引起马鞍区感觉减退及括约肌功能障碍为主的综合征）。

（5）患肢温度下降　患者感觉患肢怕冷，肤温降低。

（6）下肢瘫痪　中央型突出严重压迫后方硬脊膜内的脊神经，此时症状突然加重，两下肢无力，出现瘫痪，会阴部感觉迟钝或者消失，大小便失控。

（五）检查

（1）腰椎脊柱姿势改变　表现为脊柱侧弯，生理前突减弱或者消失，后突畸形等改变，尤以脊柱侧弯最多，占80％以上。

（2）腰部运动障碍　以前屈与后伸明显。

（3）压痛点　在椎间盘突出的相应间隙、棘突旁深压痛，用力按压可引起下肢放射痛；环跳、委中、阳陵泉等处有不同程度的压痛。

（4）直腿抬高试验和加强试验阳性，屈颈试验和挺腹试验阳性。

（5）拇趾背伸或拇趾屈肌力的改变　腰 4～5 椎间盘突出，表现为拇趾背伸肌肌力减弱或者消失；腰 5～骶 1 椎间盘突出表现为拇趾屈肌肌力减弱或者消失。

（6）腱反射改变　腰 3～4 椎间盘突出，膝腱反射减弱或者消失；腰 5～骶 1 椎间盘突出，跟腱反射减弱或者消失。

（7）皮肤感觉改变　腰 4～5 椎间盘突出，小腿前外侧、足内侧皮肤感觉减退或者消失；腰 5～骶 1 椎间盘突出，外踝、足外侧皮肤感觉减退或者消失；马尾神经受压，则马鞍区感觉减退或者消失。

（8）X 线片　可见椎间隙变狭窄、生理曲度消失、脊柱侧弯等异常改变。CT、MRI 检查可见椎间盘突出的节段脊髓受压的情况。

（六）诊断

（1）腰痛，下肢沿坐骨神经分布区域放射性痛，主观感觉麻木。

（2）直腿抬高试验和加强试验阳性，屈颈试验和挺腹试验阳性。

（3）拇趾背伸或趾屈肌力改变，腱反射以及皮肤感觉改变。

（4）X 线片可见椎间隙狭窄，CT 和 MRI 检查可明确椎间盘突出节段和脊髓受压情况。

五、第三腰椎横突综合征

（一）概述

第三腰椎横突综合征是指第三腰椎横突以及周围软组织的急慢性损伤、劳损，及感受风寒湿邪导致第三腰椎横突发生无菌性炎症、粘连、变性，以及组织增生、增厚等，刺激腰脊神经而引起腰臀部疼痛的综合征，又称为"第三腰椎横突周围炎""第三腰椎横突滑囊炎"。本病好发于青壮年体力劳动者，男性多于女性，身体瘦弱者多见，是推拿常见的腰腿痛等疾病之一。本病属于中医学的"腰痛"范畴。

（二）解剖生理

（1）腰椎横突　第三腰椎横突位于腰椎生理曲度的顶点，为各腰椎的运动中心，是腰椎前屈、后伸以及左右旋转运动的枢纽，第三腰椎横突最长，所受杠杆作用最大，其上附着的肌肉、韧带以及筋膜承受的拉力最大，故此处构成了最易受到损伤的解剖学基础。

（2）腰脊神经　腰部的脊神经出椎间孔后，分为前、后两支。前支较粗，构成神经腰丛和骶丛；后支较细，分为内侧支和外侧支，在横突间肌内侧向后走行，内侧支分布于肌肉，外侧支称为皮神经。臀上皮神经发自腰1～3脊神经后支的外侧支，神经纤维分布于臀部皮下，臀中肌以及大腿后侧的皮肤，其中腰 2 脊神经后外侧支在腰 3 横突尖部后方向外下穿过肌肉以及深筋膜的时候，易被紧张的筋膜卡压。

（3）臀部肌肉 臀大肌略呈四边形，起自髂骨、骶骨、尾骨及骶结节韧带的背面，肌束斜向下外方，以一厚腱板越过髋关节的后方，止于臀肌粗隆和髂胫束（髂胫束是包绕大腿的深筋膜——阔筋膜的外侧增厚部分。起自髂嵴前份的外侧缘，其上分为两层，包裹阔筋膜张肌，并与之紧密结合不易分离。下部的纵行纤维明显增厚呈扁带状，后缘与臀大肌肌腱相延续。髂胫束下端附着于胫骨外侧髁、腓骨头和膝关节囊。临床上常用髂胫束作为体壁缺损、薄弱部或膝关节交叉韧带损伤等修补重建的材料）。

臀中肌位于臀大肌深面，臀小肌则在臀中肌深面，均近似扇形，起于髂骨背面，向下外止于大转子。

（三）病理病因

（1）外伤 正常状态下，两侧横突附近的肌肉、筋膜及韧带相互拮抗、相互协同，以维持人体的动态平衡。若因不协调运动，一侧腰部肌肉、韧带和筋膜收缩或痉挛时，其同侧或对侧肌肉、筋膜均可在肌力牵拉的作用与反作用下遭受损伤。尤其是在前屈或侧屈运动时，因外力牵拉使附着在第三腰椎横突上的肌肉、筋膜超过其承受能力，而致损伤。

（2）劳损 由于第三腰椎横突过长，在长期弯腰劳动的过程中，肌筋膜容易产生慢性牵拉性损伤，造成多处小肌疝

（指肌肉组织经过筋膜鞘的缺损或薄弱处向外突出形成的一种疝）。因急性损伤后未能及时治疗或者治疗不当；或因反复多次损伤致横突周围发生水肿、渗出，产生纤维变性，形成瘢痕粘连、筋膜增厚、肌肉痉挛等病理性改变，致使穿过肌筋膜的血管、神经束受到刺激和压迫，影响神经的营养和血供，使神经水肿变粗而出现第三腰椎横突周围乃至臀部、大腿后侧及臀上皮神经分布区域的疼痛。

（四）临床表现

（1）腰痛或腰臀部疼痛，多为单侧，少数为双侧，呈持续性，可牵涉臀后、膝部以及股内侧肌等处疼痛。弯腰以及腰部转动时疼痛加剧，劳累后明显加重。

（2）患侧第三腰椎横突处有局限性压痛，可引起同侧臀部及下肢后外侧反射痛。痛不过膝盖。臀上皮神经在体表的投影：髂前上棘与髂后上棘连线中点的后下方。

（3）腰部运动受限。

（五）检查

（1）运动障碍　腰部仰俯、转侧运动受限，以健侧侧屈或旋转时尤甚。

（2）局部压痛　患侧第三腰椎横突尖处有局限性压痛，可引起同侧臀部及下肢后外侧反射痛，可触及一纤维性硬结或假性滑囊。

（3）X线片　可见第三腰椎横突肥大、过长。

（六）诊断

（1）腰部负重闪扭或者劳损史。

（2）腰臀部疼痛与腰部活动受限。

（3）局部压痛　患侧第三腰椎横突局限性疼痛，有时可触及纤维性的条索状硬结，按之可引起同侧臀部及下肢后外侧放射痛。

（4）局部肿胀　早期横突尖端肥厚，出现轻度肿胀。

（5）X线片第三腰椎横突肥大、过长。

六、慢性腰肌劳损

（一）概述

慢性腰肌劳损主要指腰骶部肌肉、筋膜、韧带等软组织的慢性损伤，导致局部无菌性炎症，从而引起腰骶部一侧或者两侧的弥漫性疼痛。

慢性腰肌劳损是慢性腰腿痛中常见的疾病之一，又称"腰背肌筋膜炎""功能性腰痛"等。涵盖临床上诸多损伤的类型，如腰臀筋膜炎、腰臀皮神经粘连、棘间韧带损伤、棘上韧带损伤、隐性骶椎裂、腰椎骶化或骶椎腰化等。起病缓慢，病程缠绵，常常在阴雨或劳累后腰骶部酸痛增加。本病好发于体力劳动者和长期静坐缺乏运动锻炼的文职人员。本病属于中医学上的"腰痛病"范畴。

（二）解剖生理

腰部脊柱是由 5 个椎体组成的具有生理前屈弧度的骨性支柱，承受着人体 1/2 的重力，起着承上启下的作用，可做前后屈伸、左右旋转、左右侧屈以及环旋运动。腰骶关节是脊柱运动的枢纽，腰部两侧的肌肉和韧带有运动腰部和维持脊柱稳定的作用。

1. 腰背部肌肉

腰背部肌肉一般分为浅层和深层两层。

（1）浅层肌肉　主要为背阔肌。该肌肉呈三角形阔肌，以腱膜形式起自下 6 个胸椎和全部腰椎棘突、骶正中棘、髂嵴后缘以及腰背筋膜后层。肌纤维向外上止于肱骨小结节嵴。该肌损伤时则疼痛广泛且浅压痛，可影响肩部内收、内旋和后伸肱骨。

（2）深层肌肉　由浅到深依次为骶棘肌、横突棘肌、深层短肌。

① 骶棘肌：又叫竖脊肌，是脊柱后方的长肌，为腰背部最强大的肌肉。该肌以一个总腱起于骶骨背面、骶髂韧带和髂嵴后部，向上纵行排列于脊柱棘突和肋角之间的沟内，分为外、中、内三条肌柱。骶棘肌为强大的伸肌，两侧同时收缩可使脊柱后伸，是维持人体直立姿势的重要结构。竖脊肌受全部脊神经后支支配，损伤时则肌痉挛明显，腰部屈伸功能受限。这里指的骶棘肌群是一个艺术用的结构概念，并不是一个医学的解剖概念，包括了骶棘肌、上后锯肌、下后

锯肌、头夹肌等在后背深层，分布于脊椎两侧的肌群。

它以总腱起自骶骨背面、腰椎棘突、髂嵴后部和胸腰筋膜，向上分为三部：外侧为髂肋肌，止于肋角；中间为最长肌，止于横突及其附近肋骨；内侧为棘肌，止于棘突。

② 横突棘肌：由多个斜肌束组成，排列于由骶骨至枕骨的整个脊柱的背面，为竖脊肌（骶棘肌）所掩盖。肌束起自下位椎骨的横突，斜向内上方，跨越 1~6 个椎骨不等，止于棘突。越深层肌纤维力越短。包括由浅至深的半棘肌、多裂肌和回旋肌三层。半棘肌肌纤维较长而直，斜跨 4~6 个椎骨；多裂肌肌纤维短而略斜，斜跨 2~4 个椎骨；而回旋肌肌纤维最短，只斜跨一个椎骨。两侧横突棘肌收缩，可使躯干后伸，单侧收缩可使躯干向同侧侧屈并转向对侧。横突棘肌受全部脊神经后支支配。损伤时则椎旁压痛且范围大小不一，腰部旋转功能受限。腰部仅有多裂肌及回旋肌。

③ 深层短肌：在腰背部深层有一些短小的肌，它们位于邻位椎骨之间。在相邻的棘突之间有棘突间肌，成对，以颈部最明显。在相邻的横突之间有横突间肌，颈部和腰部比较发达。深层短肌主要为横突间肌，是位于相邻两个椎骨之间的短肌，其作用是协同横突棘肌维持躯干姿势。无论躯干处于何种姿势，深层短肌都处于收缩状态，以抵抗重力。腰背部深肌收缩还可以使躯干屈、伸、侧屈和回旋，损伤时则深压痛点且痛点固定。

2. 腰背部韧带

（1）棘上、棘间韧带　棘上韧带位于棘突上，跨越两个以上的棘突，腰部前屈时，该韧带绷紧有限制过度前屈的作用，损伤时则棘突上浅压痛且范围较长。棘间韧带位于两个棘突之间，起到维系棘突稳定、限制过度牵张的作用，损伤时则压痛局限于两棘突间且深压痛；棘突骨膜损伤时则压痛局限于该棘突上的浅压痛。

（2）骶髂、髂腰韧带　骶髂韧带分为浅、深两层，浅层位于骶髂关节背侧面，深层位于骶髂关节内面，起到连接和维持骶髂关节的作用，损伤时压痛有浅深之分。

髂腰韧带起于下腰椎横突，止于髂骨内侧面，起协助脊柱旋转并且限制过度旋转的作用，损伤时压痛位于髂腰三角且深压痛。

骶髂后短韧带：起自髂粗隆和髂骨耳状面后部及髂后下棘，斜向内下方，止于骶骨外侧嵴和骶关节嵴。

骶髂后长韧带：骶髂后短韧带的浅层，自髂后上棘达第2至第4骶椎的关节突，向内与腰背筋膜相连，向外与骶结节韧带相连接。

骶髂骨间韧带：为坚强的纤维束，被骶髂骨后韧带覆盖，连接髂骨粗隆与骶粗隆间，由纵横交错的短纤维构成，填充于关节囊的上方和后方。

骶结节韧带：位于骨盆后方，强韧而宽阔，呈扇形，起自髂后上棘、下棘和骶骨、尾骨的后外侧。纤维斜向外下，集中止于坐骨结节的内侧缘。

骶棘韧带：呈三角形，位于骶结节韧带的前方，起于骶骨、尾骨的外侧，集中止于坐骨棘，其起始部位为骶结节韧带所覆盖。

（3）腰背肌筋膜 腰背肌筋膜分为浅、深两层，包绕在骶棘肌周围。其浅层贴于骶棘肌表面，内侧附于棘上和棘间韧带，向外与背后肌筋膜紧密结合，其结构厚实坚韧。深层位于第12肋和髂嵴之间，内侧附于腰椎横突，再向外分隔骶棘肌和腰方肌（起自第12肋骨下缘和第1~4腰椎横突髂嵴的后部，止于髂嵴上缘），在骶棘肌外侧缘与浅层汇合，再向外成为腹内斜肌和腹横肌的起始部之一。腰背肌筋膜对骶棘肌有强有力的保护和支持作用。其损伤以炎症反应为主。

3. 腰椎生理曲度

腰部有一个以第三腰椎为中心的生理前屈弧度，该生理曲度的存在对缓冲脊柱应力、维持脊柱内力平衡起着重要作用。腰椎生理曲度中心点上移或者下移，生理曲度的消失、反弓或者增大，脊柱侧弯等，均可使脊柱骨性承重的内应力偏移，稳定性变差，则影响两侧腰骶肌群外力平衡，使肌群的协同与拮抗作用失衡，导致腰椎劳损的发生。

（三）病理病因

（1）慢性劳损 腰背肌慢性累积损伤是引起腰肌劳损的主要原因。慢性劳损是一种累积性损伤，主要由于腰部肌肉疲劳过度，如长期弯腰工作，或者由于习惯性姿势不良，或由于长时间处于某一固定体位，致使一侧或者两侧肌肉持续收缩而得不到舒张，筋膜及韧带处于持续牵拉状态，使肌肉内的压力增加，血供受阻，这样肌纤维在收缩时消耗的能源得不到补充，产生大量乳酸，使得肌肉产生过度疲劳。代谢产物的积聚则引起组织炎症、水肿，刺激脊神经后支产生持续性腰痛。日久导致肌纤维变形、粘连、增厚以及挛缩，肌肉做功能力下降，形成慢性顽固性腰痛。

第1～3腰神经后支的外侧支除支配竖脊肌外，其皮支在竖脊肌外缘穿背阔肌腱膜，向下跨越髂嵴后部达臀上部皮下，又称为臀上皮神经。皮支指该神经支配的是皮肤，一般是感觉型的；肌支指该神经支配的是肌肉，一般是混合型的。

上四对骶神经后支出骶后孔，第5骶神经后支出骶管裂孔。其中上三对骶神经外侧支构成臀中皮神经，分布于臀中部皮肤。

各脊神经后支的行程与椎间关节关系密切，且皆行于背部深肌的肌纤维或腱纤维之间。临床上常见因横突或关节突肥大，背部深肌劳损、撕裂、肌纤维、腱纤维或韧带的肿胀出血等原因使后支受压，张力增加，导致腰背痛。

（2）急性损伤的迁延性因素　常因急性损伤之后未能得到及时有效的治疗，或者治疗不彻底，或者反复损伤，致使受伤的腰肌筋膜不能完全修复。微循环障碍得不到有效改善，慢性无菌性炎症长期刺激，乳酸等代谢产物得不到有效清除，刺激神经末梢引起持续性腰痛；加之受损的肌纤维变性或者瘢痕化，也可压迫神经末梢引起慢性腰痛。

（3）先天性畸形　最常见的畸形有骶椎隐性裂、腰椎隐性裂、骶椎腰化、腰椎骶化、第 5 腰椎横突与髂骨形成假关节等。由于上述因素的存在，削弱了腰椎的承重能力和腰骶关节的稳定性，降低脊柱内外力平衡，造成部分腰背肌代偿性劳损。

（4）风寒湿邪侵袭　肌肉在寒湿刺激条件下，其肌纤维黏滞性增加，而使肌肉的收缩能力明显下降，肌肉处于易疲劳状态，从而引起劳损性慢性腰痛。

（四）临床表现

（1）腰背、腰骶部钝性胀痛或酸痛不适，时轻时重，反复发作，迁延难愈；经休息、适当活动或经常改变体位可以减轻，劳累、阴雨天气、遭受风寒湿刺激则症状加重；喜暖畏寒。

（2）腰部运动基本正常，一般没有明显障碍。有牵扯不适感，久坐、弯腰后直腰困难；常喜双手捶腰或者双手撑腰，以减轻疼痛。

（3）急性发作时诸症明显加重，局部肌痉挛，腰部运动受限，甚至出现脊柱侧弯，患侧臀部及大腿前外侧牵扯痛。

（五）检查

（1）压痛点常在一侧或者两侧的骶棘肌、骶髂关节面、骶骨背面和腰椎横突等处，压痛以酸痛、胀痛为主，可有一侧或双侧的骶棘肌紧张。

（2）直腿抬高试验接近正常，部分患者主动抬高不正常，被动抬高正常。

（3）X 线片可见脊柱生理曲度的改变，腰椎滑移、椎体退行性改变，或第 5 腰椎骶化、第 1 骶椎腰化、隐性脊柱裂等。

（六）诊断

（1）有慢性损伤或者急性损伤未愈病史。

（2）腰痛主要以酸痛为主，运动功能基本正常，阴雨天或者劳累后加重。

（3）压痛广泛，压痛点多在骶髂关节背面或腰椎横突处，轻者压痛不明显，重者一侧或双侧竖脊肌僵硬、腰肌僵硬。

（4）直腿抬高试验阴性，神经系统检查多无异常。

（5）X 线片可有先天性畸形或者解剖结构异常。

七、急性腰扭伤

（一）概述

急性腰扭伤是指腰骶、骶髂及腰背两侧的肌肉、筋膜、关节囊以及滑膜等软组织的急性损伤病症，从而引起腰部疼痛及活动功能障碍的一种病症，俗称"闪腰"或者"岔气"，是腰腿疾病中最常见的一种。本病多发于青壮年与体力劳动者，男性多于女性。平时缺乏体育锻炼、腰部肌肉不发达的人也易患此病。本病属于中医学上的"腰痛病"范畴。

（二）解剖生理

腰部脊柱是由5个椎体组成的具有生理前屈弧度的骨性支柱，承受着人体1/2的重力，起着承上启下的作用，可做前后屈伸、左右旋转、左右侧屈以及环旋运动。脊柱依靠周围的一些肌肉、筋膜和韧带等软组织维系，缺乏骨性结构的保护。因此，在腰部承受重量和运动时，过度的重负、不良的弯腰所产生的强大拉力和压力，很容易引起脊柱周围的肌肉、筋膜和韧带的损伤。

腰骶关节是脊柱运动的枢纽，由于骶骨呈45°角前倾，与第5腰椎形成不稳定的结构；骶髂关节则是躯干和下肢的连接部位，依靠骶髂韧带和髂腰韧带维系，存在不稳定因素；而腰部两侧的肌肉和韧带起到运动腰部和维持脊柱稳定的重要作用。因此，腰部的扭伤多发生在腰骶关节、骶髂关节和腰背两侧的骶棘肌肉。

（三）病理病因

（1）急性腰扭伤主要是闪、扭、挫，腰部运动姿势不当而致肌肉拉伤导致肌痉挛为闪腰。

（2）用力不当，或抬扛重物时肌肉配合不协调，使腰部肌肉、韧带受到剧烈扭转、牵拉等使腰部受伤为扭腰。

（3）外物撞击腰部为直接外力所致（撞击、挤压、坠跌）产生损伤与血肿称挫腰。

（四）临床表现

（1）轻者伤及腰背部竖脊肌和筋膜。

（2）重者发生棘间韧带损伤。

（3）严重者发生嵌顿和后关节紊乱。

（4）腰部疼痛剧烈，可呈刺痛、胀痛或者牵扯样痛，常牵扯臀部以及下肢疼痛。部位较局限，肌痉挛明显。因损伤部位和性质不同，急性腰肌筋膜损伤常有撕裂感，以腰部脊柱一侧或者两侧疼痛，近腰骶部多见；急性腰部韧带损伤有突然撕裂痛，以脊柱正中或者骶髂关节部位疼痛明显；急性腰椎后关节（关节突关节）滑膜嵌顿、疼痛剧烈，以棘突旁损伤的后关节处明显。

（5）腰部不能挺直，俯仰转侧均感到困难，甚至不能翻身起床、站立或者行走，咳嗽或深呼吸时疼痛加剧。急性腰肌筋膜损伤，不能直腰、俯仰、转身，动则疼痛加剧；急性腰部韧带损伤，弯腰时疼痛加剧；急性腰椎后关节滑膜嵌顿，腰部不敢运动，动则剧痛，甚至不能直立或者行走。

（五）检查

（1）局部压痛　伤后多有局限性压痛，压痛点固定，与受伤组织部位一致。急性腰肌筋膜损伤多见于脊柱一侧或者两侧近腰骶部压痛；急性腰部韧带损伤，棘上韧带损伤压痛浅表，常跨越两个棘突以上有压痛；棘间韧带损伤压痛较深，局限于两个棘突之间的压痛；骶髂、髂腰韧带损伤压痛点在损伤侧的骶髂关节，骶髂韧带损伤压痛较浅，髂腰韧带损伤则压痛较深。

（2）腰部肌肉痉挛　多数患者有单侧或者双侧腰部肌肉痉挛，多发生于骶棘肌、腰背筋膜等处。这是疼痛刺激引起的一种保护性反应，站立或者弯腰时加重。

（3）脊柱侧弯　疼痛引起不对称性的肌肉痉挛，可改变脊柱正常的生理曲度，多数表现为不同程度的可逆性脊柱侧弯畸形，一般是脊柱向患侧侧弯。疼痛和肌肉痉挛解除后，侧弯可自行消失。

（4）功能障碍　全部患者均有腰部运动功能障碍。急性腰肌筋膜损伤者，腰部诸方向运动功能均明显受限；急性腰部韧带损伤者，尤其以腰部前屈、后伸功能受限最为明显；急性腰椎后关节滑膜嵌顿者，诸方向运动可受限，尤以后伸运动功能受限明显。

（5）X线片　可见腰椎生理曲线改变，脊柱侧弯或者后突，两侧后关节不对称，椎间隙左右不等宽等改变。

（六）诊断

（1）有急性腰部损伤史，损伤即刻疼痛。

（2）损伤部位肌肉痉挛，损伤部位压痛，运动受限。

（3）脊柱侧弯，一般是往患侧侧弯。

（4）直腿抬高试验和骨盆旋转试验阳性。

（5）X线片可见脊柱侧弯或者后突、两侧后关节不对称、椎间隙左右不等宽等改变。

第三章
肩部

　　肩部是指锁骨、肩胛骨、肱骨上端所在的区域。其中锁骨和肩胛骨构成了上肢带骨。上肢带骨是上肢功能活动的基础。肩胛带为手臂的固定和做大幅度动作提供了一个可活动性结构。肩胛带由四块骨头组成，即 2 块锁骨和 2 块肩胛骨，它们在胸腔上端，不与脊柱或肋骨连接，仅有锁骨与胸骨连接形成胸锁关节。肩胛带协助上肢固定在躯干上，并且可以进行相互移动，上肢与躯干连接处为球窝关节，形成了一个杠杆系统。当身体处于直立位时，上肢自然下垂且有更多的操作能力。肩胛骨具备很大的活动度并使得手臂的活动范围远大于与骨盆相连的腿部的活动范围。

　　肩胛带并不直接连于胸廓，只与中轴骨中的胸骨相连，被位于其上方的肌肉悬吊，"悬浮"于胸廓上方。除了被肌肉悬吊固定，肩胛带还通过锁骨与胸骨连接，再通过胸腔间接地连接了脊柱。

第一节 > 肩部骨性标志

一、锁骨

锁骨在肩胛带的前方，横向位于肩胛骨和胸骨之间，呈 S 形。分为一体两端。锁骨的内侧端粗大称为胸骨端，与胸骨柄相连形成胸锁关节。这是胸骨与肩胛带和手臂唯一的骨性连接点。外侧端扁平称为肩峰端，与肩胛骨的肩峰相连形成肩锁关节。锁骨容易骨折部位在中外 1/3 处。

锁骨可以触诊到的显著结构有锁骨前外侧凹处、后外侧凸处、前内侧凸处、后内侧凸处、内侧端、外侧端。

1. 触诊锁骨前外侧凹处

示指触及颈根部中线外侧水平突出物，向后下方扪及 S 形的锁骨；锁骨的前外侧是肩胛带的关键结构，是三角肌前部肌束附着处，见图 3-1。

2. 触诊锁骨后外侧凸处

检查者拇指触摸锁骨后缘粗糙，是斜方肌锁骨部肌纤维的附着处，见图 3-2。

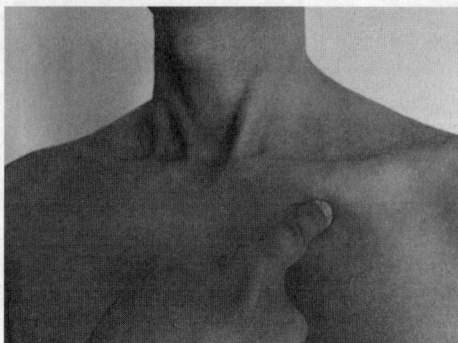

图 3-1　锁骨前外侧凹处

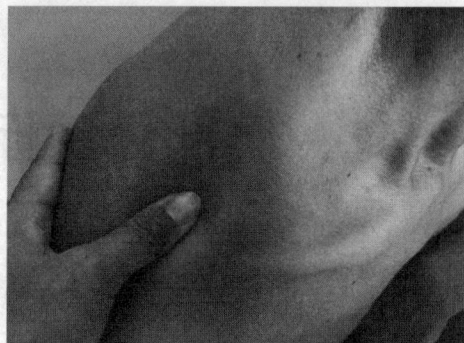

图 3-2　锁骨后外侧凸处

3. 触诊锁骨前内侧凸处

示指触诊锁骨前内侧凸处（图 3-3），是胸大肌的附着处。

4. 触诊锁骨后内侧凹处

示指触诊锁骨后内侧凹处（图 3-4），锁骨骨折一般在锁骨中外 1/3 处，骨折断端的皮下突起明显，压迫触诊时疼痛加剧。

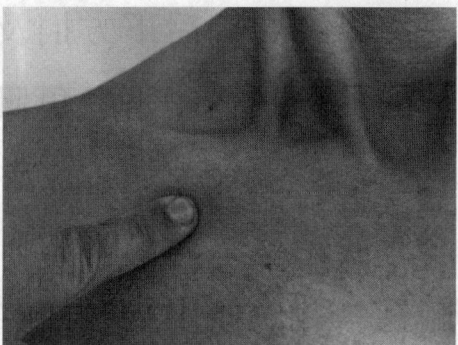

图 3-3　锁骨前内侧凸处

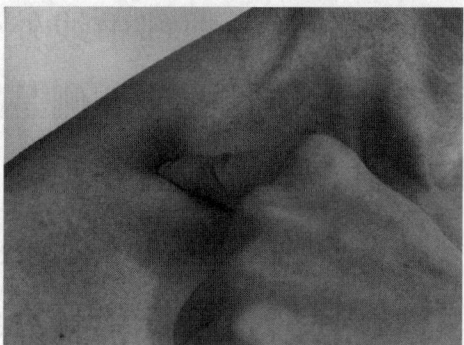

图 3-4　锁骨后内侧凹处

5. 触诊锁骨内侧端（胸骨端）

示指触摸锁骨内侧端为胸骨端（图 3-5），与胸骨和第 1 肋软骨组成胸锁关节的关节面。

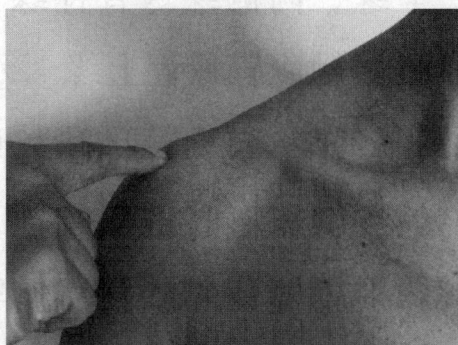

6. 触诊锁骨外侧端（肩峰端）

触摸锁骨外侧端上下扁平，与肩峰通过一个卵圆形的关节面相关节，构成肩锁关节。图3-6中示指指示的即为肩峰端。肩锁关节扭伤和脱位是最常见的运动损伤。

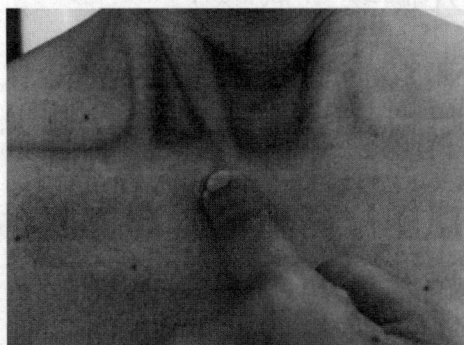

图 3-5　锁骨内侧端（胸骨端）　　图 3-6　锁骨外侧端（肩峰端）

二、肩胛骨

肩胛骨是一块扁骨，位于胸廓背面的第2~7肋骨之间，与锁骨和肱骨构成关节。肩胛骨外形为三角形，分为两面、三缘、三角。前面为肋面，靠近肋骨。后面为背面，靠近背部。

肩胛骨前面微凹，称为肩胛下窝；后面有一斜向外上的骨嵴，称为肩胛冈。肩胛冈扁平突出的部分称为肩峰，与锁骨的肩峰端相关节。肩胛冈将肩胛骨的后面分为上、下两部分，分别称为冈上窝和冈下窝。

肩胛骨的外侧角粗大，有卵圆形的关节面称关节盂，与肱骨头构成肩关节；上角平第2肋，下角平第7肋，上角和下角为临床上计数肋骨或肋间隙序数的体表标志。

肩胛骨的内侧缘较薄，对向脊柱，称脊柱缘；外侧缘较厚，对向腋窝，称腋缘；上端短，近外侧角处有一弯向前外方的突起，称喙突，可在锁骨外侧 1/3 的下方摸到其尖端。

1. 触诊三缘

上缘、内侧缘（脊柱缘）和外侧缘（腋缘）。

（1）触诊肩胛骨上缘　示指触诊肩胛骨上缘（图 3-7）薄而锐利，它向外侧止于肩胛切迹，此切迹中有肩胛上神经通过。

（2）触诊肩胛骨内侧缘（脊柱缘）　检查者左手数个手指触及前锯肌在肩胛骨内侧缘的附着处，见图 3-8。

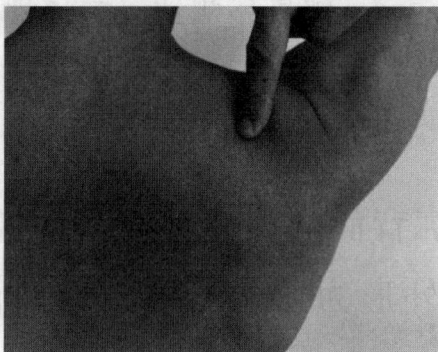

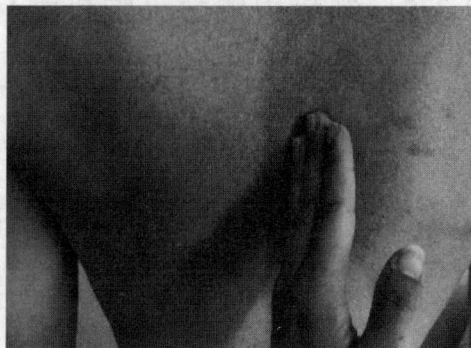

图 3-7　肩胛骨上缘　　图 3-8　肩胛骨内侧缘（脊柱缘）

（3）触诊肩胛骨外侧缘（腋缘）　检查者右手数个手指压向肩胛下肌，也就是肩胛骨的外侧缘，这个外侧缘是一条从肩胛颈至肩胛骨下角的突起，见图 3-9。

2. 触诊三角

上内侧角、下角、外侧角。

（1）触诊肩胛骨上内侧角　肩胛骨上角平对第 2 肋。示指指示的即是肩胛骨上内侧角（图 3-10）。

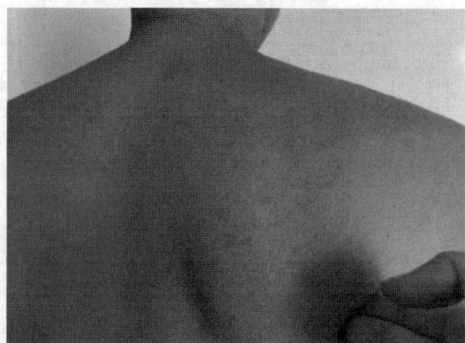

图 3-9　肩胛骨外侧缘（腋缘）

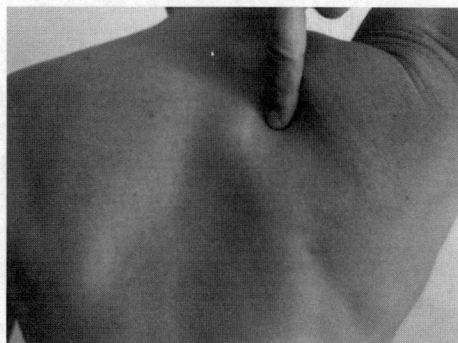

图 3-10　肩胛骨上内侧角

（2）触诊肩胛骨下角　肩胛骨下角（图 3-11）平对第 7 肋。图中示指触诊肩胛骨下角为圆形，厚而粗糙，是肩胛骨内、外侧缘的交点。

（3）触诊肩胛骨外侧角　图 3-12 中示指指向肩胛骨顶端的外侧角，在这里形成棘状突起，为胸廓前方的胸肌和手臂内侧的屈肌提供了附着点。

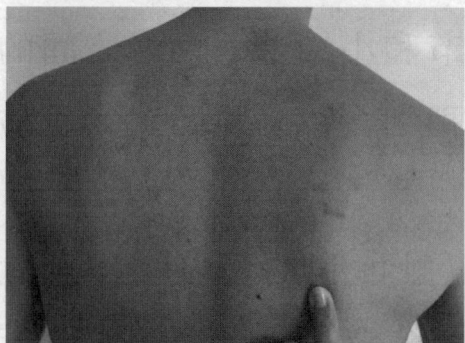

图 3-11　肩胛骨下角

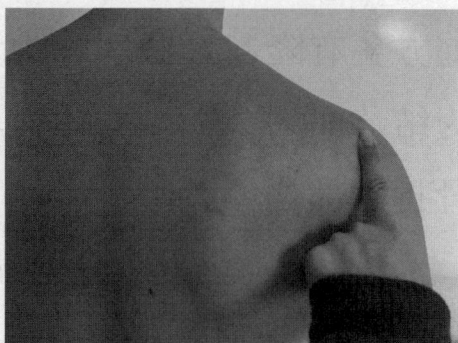

图 3-12　肩胛骨外侧角

3. 触诊肩胛冈和肩峰

肩胛冈是一个尖向内的三角形，肩胛冈把肩胛骨后面分为两个部分：上方的冈上窝和下方的冈下窝。肩胛冈的外侧缘和后缘变宽形成肩峰（图 3-13）。

4. 触诊喙突

此突起像半屈的手指，在肱骨头的内侧和锁骨的下方。图 3-14 中示指所指的就是喙突。

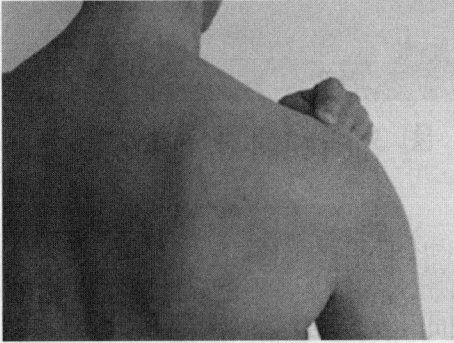

图 3-13　肩峰

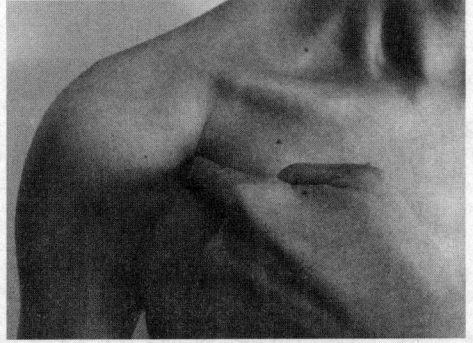

图 3-14　喙突

三、肱骨上端

肱骨位于上臂，分为一体两端。肱骨上端有半球形的肱骨头，朝内上，与肩胛骨的关节盂相关节。在肱骨头的外侧和前方各有隆起，分别称为大结节和小结节，两者之间的纵沟为结节间沟。上端与体交界处稍细，称外科颈，为较易发生骨折的部位。

肱骨上端可以触诊到的显著结构有肱骨头、肱骨小结节、结节间沟、肱骨大结节、肱骨大结节嵴、肱骨小结节嵴。

二维码扫码
自由上肢骨：
肱骨、尺桡骨、
手骨讲解

1. 触诊肱骨头

检查者的手呈"马蹄形"置于锁骨外侧端、肩峰和肱骨头（图 3-15），嘱咐被检者肘关节屈曲 90°，肩关节交替旋内和旋外，检查者手指下能感受到肱骨头的旋转。

2. 触诊肱骨的三个结构

小结节、结节间沟、大结节。

被检查者坐位，臂部紧贴躯干，前臂旋后。检查者数个手指压向胸大肌和三角肌前部肌束之间，然后用一手带动被检查者的上肢旋外。在此状态，检查者能够感受到手指下的喙突，在喙突外侧的是小结节（图3-16）。然后带动被检查者上肢旋内，就能在手指下成功触及小结节外侧的结节间沟和大结节。

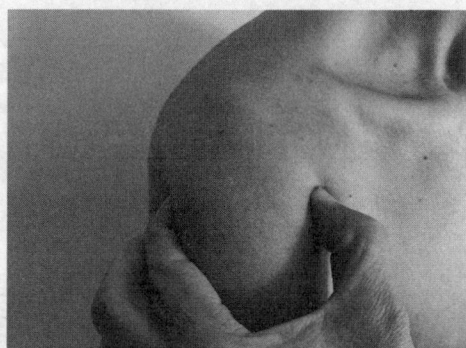

图3-15 肱骨头

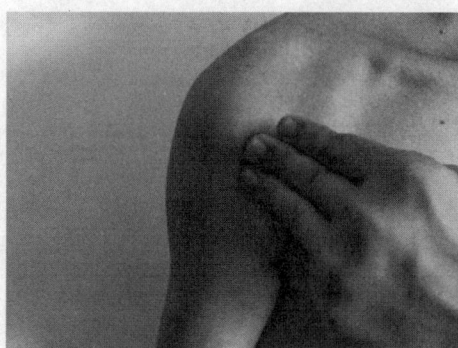

图3-16 肱骨小结节

3. 触诊肱骨大结节嵴

大结节嵴位于胸大肌肌腱的下方，胸大肌止于此嵴。示指指向肱骨大结节嵴（图3-17）。

4. 触诊肱骨小结节嵴

小结节嵴位于大结节嵴内侧，肱二头肌长头分隔二者。触诊到大结节嵴，就可以寻找到小结节嵴。示指指向肱骨小结节嵴（图3-18）。

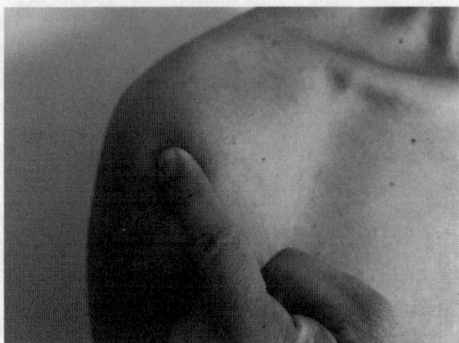

图 3-17　肱骨大结节嵴

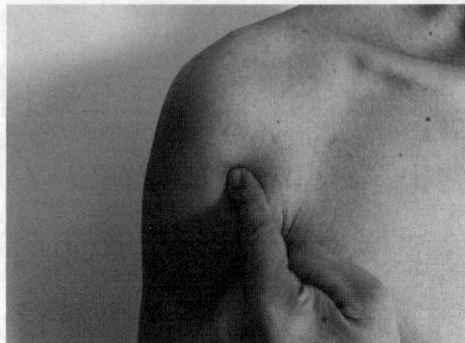

图 3-18　肱骨小结节嵴

第二节 > 肩部肌性标志

一、肩部前肌群

肩部前肌群可以触诊到的显著结构有胸大肌、锁骨下肌、胸小肌。

1. 胸大肌

位于胸前壁上部，位置表浅，呈扇形。

（1）起止点及作用

起点：起自胸骨体、胸骨柄前面，第1～6肋的肋软骨。

止点：肱骨大结节嵴。

作用：使上臂在肩关节处内收、旋内、前屈；拉躯干向上臂靠拢，提肋助吸气。

（2）触诊胸大肌　被检查者双手做双手合十的动作，可以明显看到胸大肌（图3-19）的四个肌束：锁骨肌束、胸

二维码扫码
胸肌、肩肌
讲解

骨柄前束、胸骨-肋软骨肌束、腹部肌束。

2. 锁骨下肌

位于锁骨下方。

（1）起止点及作用

起点：起自第 1 肋的肋软骨。

止点：止于锁骨下面的中部。

作用：下端固定，下降锁骨；上端固定，辅助吸气。

（2）触诊锁骨下肌　检查者右手示指放在锁骨下方，可以触诊到锁骨下肌（图 3-20）。

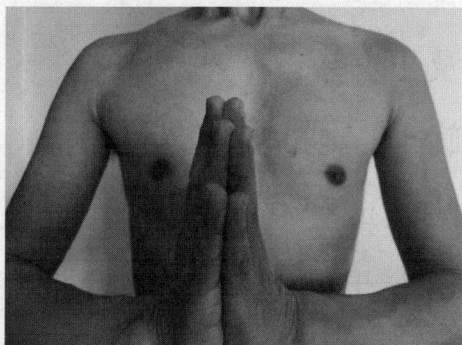

图 3-19　胸大肌

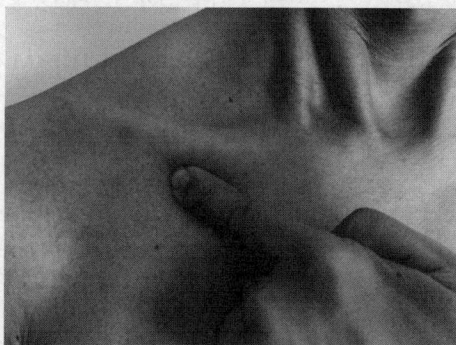

图 3-20　锁骨下肌

3. 胸小肌

位于胸大肌深面，呈三角形。

（1）起止点及作用

起点：起自第 3、第 4 和第 5 肋。

止点：喙突水平部的内侧缘。

作用：下端固定，使喙突向下、向前；上端固定，辅助吸气。

（2）触诊胸小肌　被检查者的肩部向上、向内，最大限度地放松胸大肌，使用右手数个手指在胸大肌深面触诊，就能找到一块明显的条索状肌肉，图 3-21 中拇指和示指夹住的就是胸小肌。

二、肩部内侧肌群

肩部内侧肌群可以触诊到的显著结构有前锯肌。前锯肌位于胸廓侧壁。

（1）起止点及作用

起点：起于体侧上端八个肋骨。

止点：止于肩胛骨的内侧缘及下角。

作用：拉肩胛骨向前、下角旋外、协助上肢上举。

（2）触诊前锯肌　被检查者站位或坐位，嘱咐其重复做短促的吸气动作，就可以观察到附着于肋骨上的指状肌束出现在后方的背阔肌和前方的胸大肌之间。这些指状肌束就是前锯肌（图 3-22）。

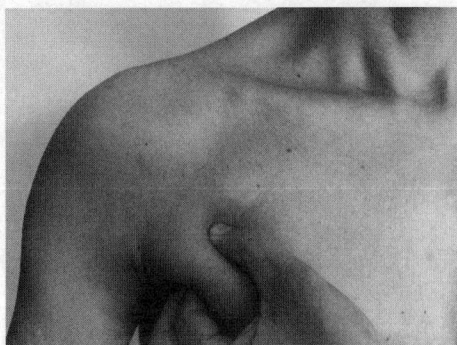

图 3-21　胸小肌

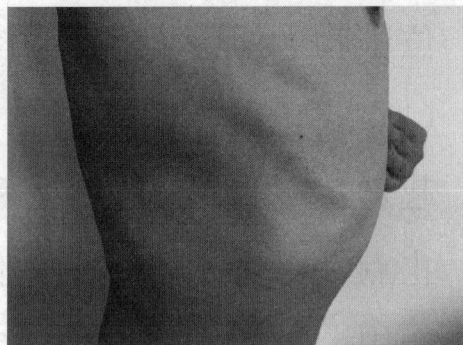

图 3-22　前锯肌

三、肩部后肌群

肩部后肌群可以触诊到的显著结构有冈上肌、冈下肌、小圆肌、大圆肌、背阔肌。

1. 冈上肌

冈上肌位于冈上窝内，被斜方肌覆盖。

（1）起止点及作用

起点：起于冈上窝内侧的 2/3，横过肩关节的上方附着于关节囊。

止点：肱骨大结节的上部。

作用：使肩关节外展。

（2）触诊冈上肌 被检查外展臂部时，可以更好地触及手指下的此肌，它是肩部外展运动的固定肌。图 3-23 中拇指和示指夹住的就是冈上肌。

2. 冈下肌

冈下肌位于冈下窝和肩关节的后方。

（1）起止点及作用

起点：起于冈下窝内侧的 3/4，横过肩关节的后上方部分附着于关节囊。

止点：止于肱骨大结节后面中部。

作用：使肩关节旋外。

（2）触诊冈下肌 被检查者坐位，检查者肩关节外展 90°，肘关节屈曲 90°，前臂向上，嘱咐被检者外旋肩关节，冈下肌（图 3-24）的收缩能在肩胛骨的冈下窝可以被检查者的左手示指触及。

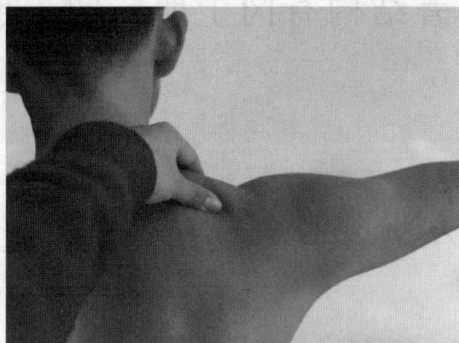
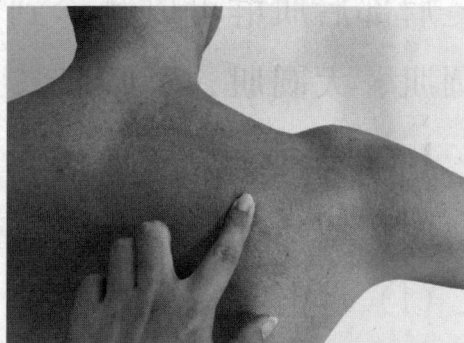

图 3-23　冈上肌　　　　　图 3-24　冈下肌

3. 小圆肌

小圆肌位于冈下肌的下方。

（1）起止点及作用

起点：沿着肩胛骨外侧缘背面。

止点：通过肌腱止于肱骨大结节的下部。

作用：使肩关节旋外。

（2）触诊小圆肌　被检查者侧卧，检查者站其前面，一手支持肩部外展 90°，另一手触及小圆肌的转动，小圆肌在三角肌后部的下方，沿着肩胛骨的外侧缘走行。图 3-25 中示指所指的方向也就是小圆肌肌纤维走行的方向。

4. 大圆肌

大圆肌位于小圆肌的下方，其下缘后面被背阔肌遮盖。

（1）起止点及作用

起点：起自肩胛骨下角的背面，肌束向上外方或经臂的内侧、肱三头肌长头的前面。

止点：止于肱骨小结节嵴。

作用：使肩关节后伸、内收、旋内。

（2）触诊大圆肌　大圆肌位于小圆肌下方，图 3-26 中检查者示指指示的为大圆肌纤维走行的方向。

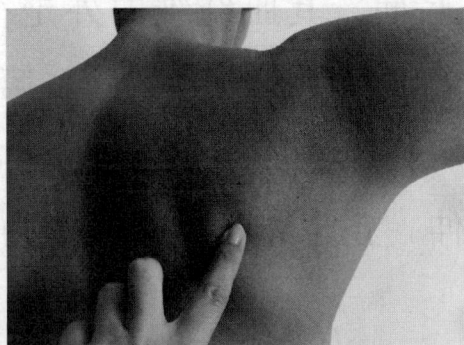
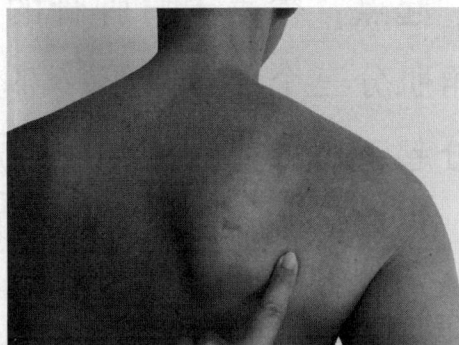

图 3-25　小圆肌　　　　　　　　图 3-26　大圆肌

5. 背阔肌

背阔肌覆盖于胸背下部的最大块表浅肌，它形似扇形。

（1）起止点及作用

起点：起自 7～12 胸椎的棘突、全部腰椎棘突、骶正中嵴、髂嵴后部、第 11～12 肋外面。

止点：肱骨小结节嵴。

作用：使上臂在肩关节处内收、旋内、后伸，拉躯干向上臂靠拢，完成背手姿势；提肋助吸气。

（2）触诊背阔肌　定位了斜方肌下部肌纤维后，检查者多指向下移动去触及更远端的脊柱胸段水平的背阔肌（详见前一章节背阔肌的触诊方法）。

四、肩部外侧肌群

肩部外侧肌群可以触诊到的显著结构有三角肌。

三角肌位于肩部，略呈三角形。

（1）起止点及作用

起点：覆盖于肩胛骨的整个底面。其肌纤维向外走行，三角肌分三个部分，第一部分起于锁骨外三分之一处，第二部分起于肩峰，第三部分则起于肩胛冈。

止点：各部分肌纤维汇聚延伸，止于肱骨体外侧三角肌粗隆。

作用：外展肩关节，前部肌束可以使肩关节屈和旋内，后部肌束能使肩关节伸和旋外。

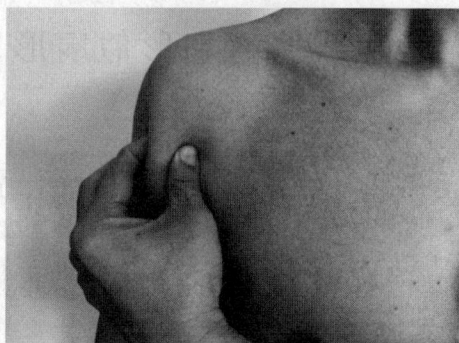

图 3-27　三角肌前部纤维

（2）触诊三角肌前部（锁骨部）纤维　被检查者肩关节外展 90°，肘关节屈曲，检查者拇指、示指界定的是三角肌前部肌束（图 3-27）。

（3）触诊三角肌中部（肩峰部）纤维　被检查者肩关节外展 90°，肘关节屈曲，检查者拇指和示指界定了中部纤维（图 3-28），位于前部纤维和后部纤维之间。

（4）触诊三角肌后部（肩胛冈部）纤维　被检查者肩关节后伸，检查者示指触及三角肌后部纤维（图 3-29）。

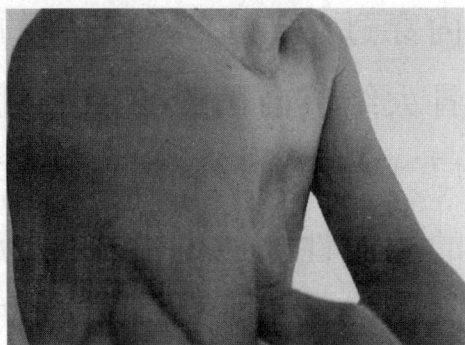

图 3-28　三角肌中部纤维　　　　图 3-29　三角肌后部纤维

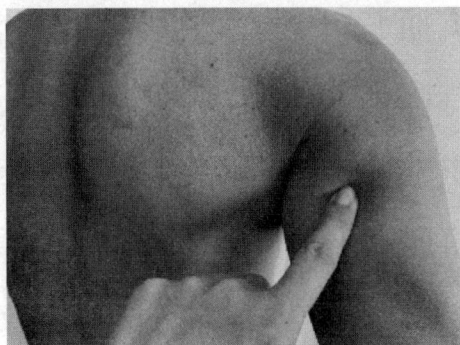

第三节 > 肩部关节运动解剖体验

一、肩关节的构成

肩关节由肱骨头与肩胛骨关节盂构成，也称盂肱关节，是典型的球窝关节。

二维码扫码
肩关节、肘关节
讲解

二、肩关节的特点

近似圆球的肱骨头和浅而小的关节盂，虽然关节盂的周缘有纤维软骨构成的盂唇来加深关节窝，仍仅能容纳关节头的 1/4 ～ 1/3。肩关节的这种结构形状增加了运动幅度，但也降低了关节的稳定性，因此，关节周围的肌肉、韧带对其稳固性起了重要作用。

肩关节囊薄而松弛，其肩胛骨端附着于关节盂的周缘，肱骨端附于肱骨解剖颈，在内侧可达肱骨外科颈。关节囊的滑膜层可膨出形成滑液鞘或滑膜囊，以利于肌腱的活动。肱二头肌长头腱就在结节间滑液鞘内穿过关节囊。关节囊的上壁有喙肱韧带，从喙突根部至肱骨大结节前面，与冈上肌腱交织在一起并融入关节囊的纤维层。囊的前壁和后壁也有数条肌腱的纤维加入，以增加关节的稳固性。囊的下壁最为薄弱，故肩关节脱位时，肱骨头常从下壁滑出，发生前下方脱位。

三、肩关节的活动度

检查肩关节时，应先观察两侧肩关节执行动作时是否异常或不对称。检查时，施测者可在病患的前方或后方来观察肩关节的角度。

首先请患者主动执行关节动作，包括以下六种动作：外展与内收、伸展与屈曲、内转与外转。主动的外展动作可以让双手垂直上举过头时，互相碰触到手背。而内收的动作可以让手臂靠近身体。以上每个动作可以与内转和外转的动作联合执行或分开。内转的动作可以让受测者的手指碰触到背部的中线，执行时可记录下拇指碰触的位置，并且可让对侧重复执行这个动作。另一个动作是让受测者将手高举过头，并用手碰触背部上方来检查外转的动作，不论是外转或内转都应同时记录下两侧的结果。最后，请受测者身体挺直后向前弯曲，并将双手上举测试屈曲的动作，并往后伸展测试伸展的角度。接下来检测被动的肩关节之关节活动度。当患者有肩关节周围炎即五十肩时，测量被动的肩关节角度是非常重要的。测量外展与内展时，有时动作不一定是肩关节的动作，而是由肩胛骨所造成的，其中最典型的例子就是肩关节在 90°的外展动作下，其中的 30°来自于肩胛胸廓关节，而其余的 60°才是来自于盂肱关节，此现象称为肩胛肱骨节律。为了要确认动作的来源来自于肩关节，必须将盂肱关节的动作单独出来，并且这样的结果也可增加盂肱关节动作评估的可信度。被动的内旋与外旋可在肩关节 90°的外展状态以及肘关节 90°的状态下来被动执行。

第四节 ▷ 肩部牵伸解剖体验

肩部主要有五组运动即伸和屈、外展与内收、旋内与旋外、水平伸与水平屈、上伸与下降。与肩部相关的疾病多数是由于斜方肌、三角肌、冈上肌肌肉僵硬和痉挛，这些肌肉僵硬通常是其对抗肌本身的僵硬造成的，因此通过运动牵拉增加肌肉的柔韧性，减少肌肉僵硬性。

一、肩屈肌牵伸

（一）动作要领

面对门口或角落直立。两脚与肩同宽，一只脚比另一只脚略微向前。双臂伸直，与肩平行，手掌置于墙上或门框上，拇指朝上。全身向前倾。

（二）肌肉牵伸

牵伸最大的肌肉：胸大肌、三角肌前部、喙肱肌、肱二头肌。

牵伸较小的肌肉：冈下肌、背阔肌、锁骨下肌、斜方肌下部。

（三）牵伸要点

肘部绷直，脊骨伸直。

二、肩伸肌牵伸

（一）动作要领

面对门柱在门口站立，门柱与右肩在同一条直线上。双脚与肩同宽，脚尖朝前。左臂从身前绕至右肩。拇指朝下，握住与肩同高的门柱。向内侧转体，直到左后肩有牵伸的感觉。

（二）肌肉牵伸

牵伸最大的肌肉：左侧三角肌后部和中部、左侧背阔肌、左侧肱三头肌、左侧斜方肌中部、左侧菱形肌。

牵伸较小的肌肉：左侧大圆肌、左侧小圆肌、左侧冈上肌、左侧前锯肌。

（三）牵伸要点

肘部绷紧。训练一段时间，肌肉变得更有弹性，为了绷紧肘部，需要抓住高于肩部的门柱部分。

三、肩内收肌牵伸

（一）动作要领

两脚直立与肩同宽。左臂从身前绕至左手，接近右髋处。右手抓住左手肘部。右手向下用力将左手肘部拉至身体右侧。

（二）肌肉牵伸

牵伸最大的肌肉：左侧三角肌后部、左侧背阔肌、左侧肱三头肌、左侧斜方肌下部和中部。

牵伸较小的肌肉：左侧大圆肌、左侧小圆肌、左侧冈上肌、左侧肩胛提肌、左侧菱形肌。

（三）牵伸要点

为了能达到最大化的牵伸，不要耸肩或弯腰。如果不能将手绕至髋处，尽可能地靠近即可。

四、提肩胛肌肉牵伸

（一）动作要领

将手臂抬至肩部以上，牵伸的重点转移至上提肌和伸肌，两脚直立与肩同宽。将左手抬至高于头部处，左臂紧贴左头部，右手抓住左手肘部。右手拉左手肘部，绕过左耳至头后。

（二）肌肉牵伸

牵伸最大的肌肉：左侧三角肌后部、左侧背阔肌、左侧肱三头肌、左侧斜方肌下部、左侧前锯肌。

牵伸较小的肌肉：左侧大圆肌、左侧小圆肌、左侧冈上肌、左侧菱形肌、左侧胸小肌。

（三）动作要点

将手臂抬至肩部以上。

第五节 ＞ 肩部临床解剖联系

一、肩关节周围炎

（一）概述

肩关节周围炎是指肩关节囊以及其周围的软组织因急慢性损伤或者退行性病变，导致局部产生无菌性炎症，从而引起以肩部疼痛和功能障碍为主的一种疾病，简称为肩周炎，又名"漏肩风""肩凝症""肩冻症"。本病好发于50岁左右的中老年人，女性发病率高于男性。本病属于中医上的"肩痹"范畴。

（二）解剖生理

肩关节是人体运动范围最大的关节，它是由肩肱关节、肩锁关节、肩胛胸壁关节和胸锁关节四部分组成的关节复合体。

其周围有斜方肌、三角肌、冈上肌、冈下肌、小圆肌、肩胛下肌、胸大肌、胸小肌、背阔肌、肱二头肌、肱三头肌等肌肉和喙肩韧带、盂肱韧带、喙肱韧带等韧带附着，以维持肩关节的稳定及运动。同时肩部还有肩肱关节囊和众多滑液囊，起到润滑关节、减少摩擦的作用。肩肱关节是典型的球窝关节，其运动可分为前屈、后伸、外展、内收、外旋和内旋。

（三）病理病因

中医认为本病与风寒湿侵袭有关，且与肝肾亏虚、气血不足、闪挫劳伤等因素也有密切关系。若年老肝肾亏虚，气血不足，血脉运行迟涩，不能润养筋骨，筋脉失其所养，血虚生痛。日久，营卫失和，筋脉拘急而不用。或因久居湿地，风雨露宿，睡卧时肩当风，以致风寒湿邪客于血脉筋肉，血行不畅而脉络拘急疼痛，寒湿之邪溢于筋肉则屈而不能伸，痿而不用。或因外伤筋骨，或劳损过度，筋脉受损，瘀血内阻，气滞血瘀，脉络不畅，不通则痛，日久筋脉失养，拘急不用。西医认为与以下因素相关。

（1）外伤及劳损　由于肩关节在日常生活和工作中运作频繁，肩部软组织经常受到上肢重力和肩关节大范围运动的牵拉、扭转，容易引起损伤和劳损。损伤后，软组织出现充血、血肿、渗出、增厚等炎症改变，若得不到有效的治疗，久之则肩关节软组织粘连形成，甚至肌腱等软组织钙化，导致肩关节运动功能严重障碍。

（2）肩关节本身病变　肩关节本身疾病，尤其是局部软组织退行性病变，可由于疼痛限制肩关节运动造成肩周炎。常见导致肩周炎的软组织退行性疾病是肌腱炎和腱鞘炎，其次是撞击综合征和肩峰下损害。这些疾病可因为进一步造成肌腱、肩袖、滑囊、关节囊的损害、粘连、挛缩等病理改变而导致肩周炎的发生。

（3）其他因素　肩关节脱位、上肢骨折固定时间过长、上肢偏瘫或者神经麻痹、糖尿病、甲状腺功能亢进或减退等，均可诱发肩周炎。

（四）临床表现

（1）肩部疼痛

① 急性期：这是肩周炎的早期。肩部自发性疼痛，其疼痛常为持续性，表现不一。活动时，如穿上衣时耸肩或肩内旋时疼痛加重，不能梳头洗脸，患侧手不能摸背。以后肩痛迅速加重，尤其夜间重，病人不敢患侧卧位。由于肌肉痉挛和疼痛，逐渐出现肩关节活动范围减少，特别是外展和外旋受限表现最为显著。肩部外观正常。

② 慢性期：肩痛逐渐减轻或消失，但肩关节挛缩僵硬逐渐加重呈冻结状态。肩关节的各方向活动均比正常者减少20%～50%，严重时关节活动完全消失。梳头、穿衣、举臂、向后结带均感困难。病程长者可出现轻度肌肉萎缩。持

续时间较久，通常为2～3个月。

③恢复期：肩痛基本消失，个别患者可有轻微的疼痛。肩关节慢慢地松弛，关节的活动也逐渐增加，外旋活动首先恢复，继则为外展和内旋活动。恢复期的长短与急性期、慢性期的时间有关。冻结期越长，恢复期也越慢；病期短，恢复也快。整个病程短者1～2个月，反复发病可达数年。

（2）肩周压痛　在肩关节周围可找到相应的痛点。

（3）功能障碍　急性期肩关节运动范围减少，以外展、外旋功能受限明显，功能障碍多因疼痛所致。慢性期肩关节各方向运动功能受限明显，因肩关节广泛粘连所致，特别是当肩关节外展的时候，出现典型的"扛肩"现象，梳头、穿衣等动作均难以完成。病程长者可发生上臂肌群不同程度的失用性萎缩（营养不良性萎缩、失用性、压迫性、去神经性、内分泌性），肩部一切运动均受限，严重时肘关节功能也受限，屈肘时手不能摸对侧肩部。恢复期功能障碍逐渐减轻。

（五）检查

（1）压痛点在肩髃、秉风、肩贞、天宗、曲池等处，常有不同程度的压痛。急性期局部压痛点多在结节间沟、喙突，慢性期局部压痛点多在肩峰下滑囊或三角肌附着处、冈上肌附着处、肩胛骨内上角等处，恢复期无压痛。

（2）做肩关节各方向运动的主动运动和被动运动检查，与正常活动度做比较。急性期可见肩关节运动范围减少，以外展、外旋时最为显著；慢性期各方向运动均比正常时减少1/4～1/2，严重者肩肱关节的运动完全消失；恢复期可首先恢复外旋运动，继而为外展运动。

（3）在慢性期和恢复期可出现患肩肌肉萎缩、僵硬和肩峰突起等表现，以冈上肌和三角肌萎缩最为明显。

（4）X线片于病程久者可见骨质疏松、冈上肌肌腱钙化、大结节处有密度增高的阴影、关节间隙变窄或者增宽等现象。

（六）诊断

（1）起病缓，中老年发病。

（2）有肩部外伤、劳损或者感受风寒邪的病史。

（3）有明显的炎症期、粘连期和恢复期三期症状。

（4）肩关节主动运动和被动运动均障碍。

二、肩峰下滑囊炎

（一）概述

肩峰下滑囊又称三角肌下滑囊，是全身最大的滑囊之一，位于肩峰、喙肩韧带和三角肌深面筋膜的下方。

（二）解剖生理

肩峰下滑囊位于肩袖和肱骨大结节的上方。肩关节外展并内旋时，此滑囊随肱骨大结节滑入肩峰的下方，不能被触摸到。肩峰下滑囊有许多突起，以伸入肩峰下部分的最明显。另外，此囊附着于冈上肌的囊底较小，而游离缘最大，对肩部的运动很有利。因此，肩峰下滑囊对肩关节的运动十分重要，被称为第二肩关节。

（三）病理病因

肩峰下滑囊炎可因直接或间接外伤引起，但大多数病例是继发于肩关节周围组织的损伤和退行性变，尤以滑囊底部的冈上肌腱的损伤、退行性变、钙盐沉积最为常见。肩峰下滑囊由于损伤或长期受挤压、摩擦等机械性刺激，使滑囊壁发生充血、水肿、渗出、增生、肥厚、粘连等无菌炎症反应。

（四）临床表现

（1）一般症状 疼痛、运动受限和局限性压痛是肩峰下滑囊炎的主要症状。

（2）疼痛为逐渐加重，夜间痛较著，运动时疼痛加重，尤其在外展和外旋时（挤压滑囊）。疼痛一般位于肩部深处，涉及三角肌的止点等部位，亦可向肩胛部、颈部和手等处放射。

（五）检查

检查在肩关节、肩峰下、大结节等处有压痛点，可随肱骨的旋转而移位。当滑囊肿胀积液时，整个肩关节区域和三角肌部均有压痛。为减轻疼痛，患者常使肩关节处于内收和内旋位，以减轻对滑囊的挤压刺激。随着滑囊壁的增厚和粘连，肩关节的活动范围逐渐缩小以致完全消失。晚期可见肩胛带肌肉萎缩。

（六）诊断

（1）病史。

（2）X线摄片可发现冈上肌的钙盐沉着。

三、肩袖肌群损伤

（一）概述

肩袖损伤是临床上常见的肩关节疾病。本病常发生在需要肩关节反复极度外展的运动（如棒球、自由泳、仰泳、蝶泳、举重、球拍运动）。

（二）解剖生理

肩袖是覆盖于肩关节前方、上方、后方之肩胛下肌、冈上肌、冈下肌、小圆肌等肌腱组织的总称，位于肩峰和三角肌下方，与关节囊紧密相连。肩袖的功能是上臂外展过程中使肱骨头向关节盂方向拉近，维持肱骨头与关节盂的正常支点关节。

（三）病理病因

（1）创伤是年轻人肩袖损伤的主要原因，当跌倒时手外展着地或手持重物，肩关节突然外展上举或扭伤而引起。

（2）血供不足引起肩袖组织退行性变。当肱骨内旋或外旋中立位时，肩袖的这个危险区最易受到肱骨头的压迫、挤压血管而使该区相对缺血，使肌腱发生退行性变。临床上肩袖完全断裂大多发生在这一区域。

（3）肩部慢性撞击损伤　中老年患者其肩袖组织因长期遭受肩峰下撞击、磨损而发生退变。本病常发生在需要肩关节反复极度外展的运动中（如棒球、仰泳、蝶泳、举重、球拍运动）。当上肢前伸时，肱骨头向前撞击肩峰与喙肩韧带，引起冈上肌肌腱损伤。慢性刺激可以引起肩峰下滑囊炎、无菌性炎症和肌腱侵袭。急性的暴力损伤可以导致旋转带断裂。

（四）临床表现

（1）本病多见于 40 岁以上患者，特别是重体力劳动者。

（2）伤前肩部无症状，伤后肩部有一时性疼痛，隔日疼痛加剧，持续 4～7 天。患者不能自动使用患肩，当上臂伸直肩关节内旋、外展时，大结节与肩峰间压痛明显。

（3）肩袖完全断裂时，因丧失其对肱骨头的稳定作用，将严重影响肩关节外展功能。肩袖部分撕裂时，患者仍能外展上臂，但有 60°～120°疼痛弧。

（五）检查

（1）X 线检查对肩峰形态判断及肩关节骨性结构的改变有帮助。有一部分肩袖损伤患者肩峰前外侧缘及大结节处有明显骨质增生。

（2）磁共振（MRI）检查可帮助确定肌腱损伤的损伤部位和严重程度，尤其是磁共振造影检查（MRA）可以清晰地显示肩袖的部分撕裂，对诊断具有较高的价值。

（六）诊断

（1）病史。

（2）检查　肩关节疼痛分布在肩前方及三角肌区域，患肢不能上举或外展、上举无力，严重者有肩部不稳感。

（3）根据临床表现及相关检查可做出诊断。

四、冈上肌肌腱炎

（一）概述

冈上肌肌腱炎是指由于外伤、劳损或感受风寒湿邪，使冈上肌肌腱产生无菌性炎症，从而引起肩峰下疼痛以及外展运动受限的一种病症；又称为"冈上肌腱综合征""外展综合征"。本病好发于中年以上体力劳动者、家庭妇女和运动员。本病是肩部常见疾病，属于中医学"肩痛病"范畴。

（二）解剖生理

冈上肌被斜方肌和三角肌覆盖，其肌腱与冈下肌、小圆肌、肩胛下肌共同组成肩袖。冈上肌起于肩胛上窝，肌腱从喙肩韧带、肩峰下滑囊下和肩关节囊之上的间隙通过，止于肱骨大结节。其形状如马蹄，作用为固定肱骨于肩胛盂中，并与三角肌协同动作使上肢外展，由于此处运动频繁又是肩部收缩力量的交会点，故容易损伤。

冈上肌由肩胛上神经支配，其作用是上臂外展时的起动。肩胛切迹处为易损伤的嵌压点，同时冈上肌肌纤维细长而且跨度大，运动中容易受损。肩胛上神经起自臂丛上干，向后走行经肩胛上切迹进入冈上窝，继而伴肩胛上动脉一起绕行肩胛冈外缘转入冈下窝，分布于冈上肌、冈下肌和肩胛关节。肩胛上切迹处该神经最易损伤，损伤后表现出冈上肌和冈下肌无力、肩胛关节疼痛等症状。

（三）病理病因

本病常由慢性劳损、急性损伤或感受风寒湿邪引起，以致气滞血瘀，经络痹阻，肌失润养，不通则痛。

（1）损伤与劳损 由于冈上肌肌腱从喙肩韧带以及肩峰下滑囊的下面、肩关节囊的上面的小小间隙通过，与肩关节囊紧密相连，虽然增加了关节的稳定性，但也影响了自身的运动。当外展$60°\sim120°$的时候，肩峰与肱骨大结节之间的间隙最小，冈上肌腱在其间受肩峰与大结节的挤压磨损，因此，频繁的肩部运动势必造成该肌腱的损伤或者劳损，从而继发创伤性炎症。

（2）退行性病变 随着年龄的增长，肌腱本身也会发生退行性改变，尤其是冈上肌肌腱损伤后，可进一步加重冈上肌肌腱的退行性病变。

（四）临床表现

（1）肩部外侧疼痛，可扩散到三角肌附着点附近。有时疼痛可向上放射至颈部，向下放射至肘部、前臂和手指。

（2）在冈上肌肌腱的止点，即肱骨大结节之顶部和肩峰下滑囊区和三角肌的止端有压痛。

（3）肩关节外展运动受限，尤其以肩关节外展 60°～120°时疼痛加剧、受限明显，当大于或者小于这一范围的时候，肩关节其他运动可不受限制。

（五）检查

（1）压痛　在冈上肌肌腱的止点，即肱骨大结节之顶部和肩峰下滑囊区和三角肌的止端有压痛，并可触及该肌腱增粗、变硬。

（2）肩关节外展试验（疼痛弧试验）阳性　肩关节外展试验：患者取坐位或者立位，患侧上肢甚至下垂，然后缓慢外展上举。观察患者有无疼痛或者活动受限。若在某一角度出现疼痛或者疼痛加剧，则为阳性。

（3）肌肉萎缩　病程长者，患侧冈上肌、三角肌可萎缩。

（4）X 线片可见冈上肌肌腱钙化。

（六）诊断

（1）起病缓慢，有急慢性损伤史或者劳损史。

（2）肩峰下冈上肌肌腱的止点疼痛。

（3）肩关节外展试验阳性。

第四章

上臂部

上臂部是手臂从肩到肘的部分，即从肩关节到肘关节的部分。从外观上看，女性上臂丰满有曲线，男性上臂精瘦有线条。上臂的骨即肱骨中段（详见前一章肱骨），肌肉主要有肱三头肌、肱二头肌、肱肌、三角肌、喙肱肌。

第一节 ❯ 上臂部肌性标志

一、上臂部前肌群

上臂部前肌群可以触诊到的显著结构有肱二头肌长头、喙肱肌。

二维码扫码
臂肌、前臂肌
讲解

1. 肱二头肌

肱二头肌位于肱骨前方，呈梭形。肱二头肌起端有长、短两头。

（1）起止点及作用

起点：长头起自肩胛骨的盂上结节和关节盂缘，短头起自肩胛骨的喙突。

止点：两个肌束联合后止于桡骨粗隆的后面。

作用：屈肘关节、肩关节，前臂旋后。

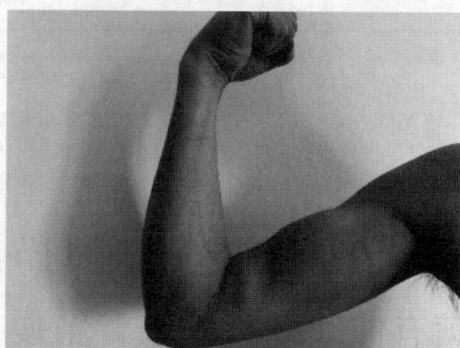

图 4-1　肱二头肌长头肌腹

（2）触诊肱二头肌长头的肌腹　嘱被检查者屈肘关节，并做收缩-舒展肌肉的动作，以便更好地展示肱二头肌长头肌腹（图 4-1）。

（3）触诊肱二头肌短头　图 4-2 中检查者示指和拇指捏持住的是肱二头肌短头。

（4）触诊肱二头肌肌腱远端　被检查者屈肘关节，可以很明显地在肘窝处用拇指和示指触及肱二头肌肌腱远端（图 4-3）。

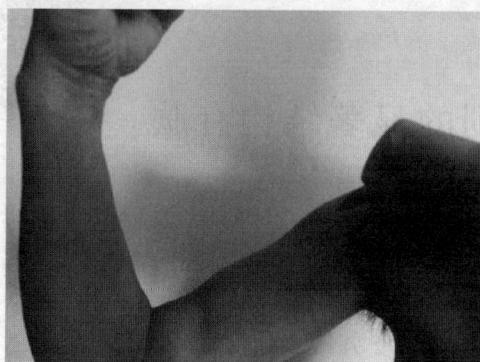

图 4-2　肱二头肌短头

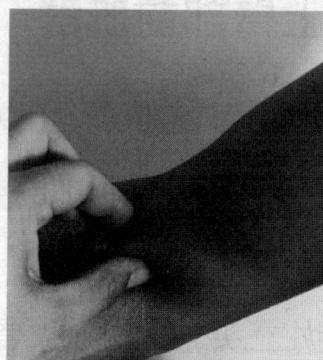

图 4-3　肱二头肌肌腱远端

2. 喙肱肌

喙肱肌位于肱二头肌短头的后内侧。

（1）起止点及作用

起点：通过与肱二头肌短头融合的共同肌腱附着于肩胛

骨喙突尖的内侧。

止点：止于肱骨内侧面的中间1/3。

作用：屈和内收肩关节。

（2）触诊喙肱肌肌腹　嘱咐被检查者前屈和内收肩关节，同时抵抗前臂的阻力屈曲肘关节，在检查者的手指下能感受到一紧绷的"条索状"肌肉即喙肱肌肌腹（图4-4）。

3. 肱肌

肱肌位于肱二头肌下半部的深面。

（1）起止点及作用

起点：通过中间纤维附着于肱骨下半部分。

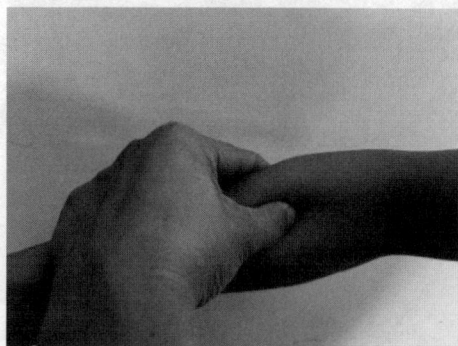

图4-4　喙肱肌肌腹

止点：止于尺骨粗隆的内侧部。

作用：屈肘关节。

（2）触诊肱肌肌腹　检查者两手拇指置于臂下部的内、外侧部，肱二头肌的后方，被检查者前臂预先处于旋前位，嘱其对抗屈肘关节，可以触及肱肌肌腹。

二、臂部后肌群

臂部后肌群可以触诊到的显著结构有肱三头肌。

（1）起止点及作用

起点：长头通过肌腱附着于盂下结节和关节盂缘；外侧

头通过肌腱附着于肱骨后面的外侧部，桡神经沟上方；内侧头通过肌纤维附着于肱骨干的后方，桡神经沟的下方。

止点：三个肌束形成一个扁平的肌腱，止于尺骨鹰嘴上面的后部。

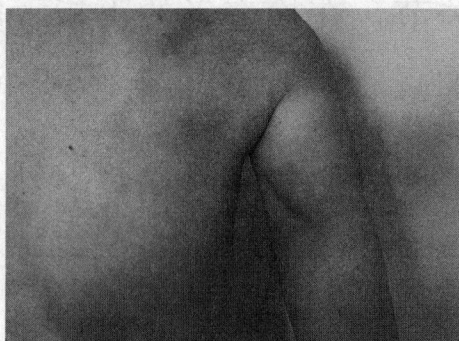

图 4-5　肱三头肌外侧头、长头

作用：伸肘关节、肩关节。

（2）触诊肱三头肌外侧头、长头、内侧头　被检查者对抗阻力后，后伸肘关节可以触诊到肱三头肌外侧头、长头（图 4-5）。

第二节 ▷ 上臂部主要的神经和血管

在上臂部内侧面观，可以触诊到的主要神经和血管有肱动脉、正中神经、尺神经、桡神经。

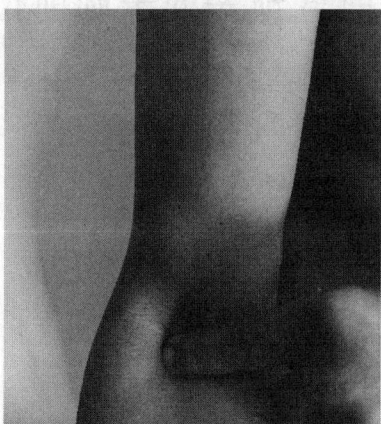

图 4-6　肱动脉

1. 触诊肱动脉

定位喙肱肌后，被检查者肩关节前屈并外展，检查者用左手示指压向此肌腹的后方，即可以触及肱动脉（图 4-6）的搏动。但是在触诊过程中需要谨慎，正中神经与肱动脉相毗邻。

2. 触诊远侧部的正中神经

定位喙肱肌肌腹后，检查者在臂部推肱二头肌向外侧，能在臂部前内侧一直到肘窝可在手指下触及正中神经（图4-7）。

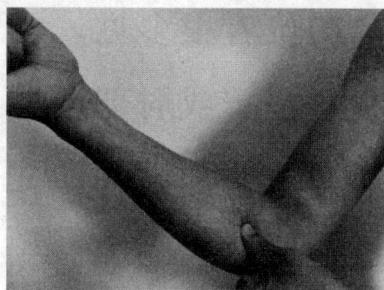

图 4-7　正中神经

3. 触诊上臂远端的尺神经

尺神经位于臂后区，触诊尺神经沟，明显感到小鱼际区麻木，此为尺神经（图4-8）。

二维码扫码　　　二维码扫码
臂丛正中神经　　　尺神经
讲解　　　　　讲解

4. 触诊桡神经

在三角肌和肱三头肌外侧肌腱之间的凹陷处触诊桡神经（图4-9）。

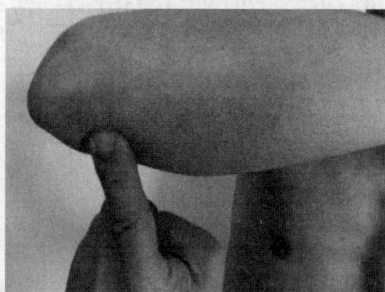 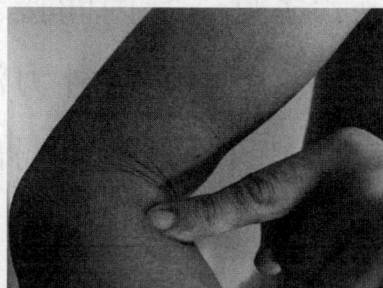

图 4-8　尺神经　　　图 4-9　桡神经

第三节 ▶ 上臂部临床解剖联系

一、肩关节脱位

（一）概述

肩关节脱位按肱骨头的位置分为前脱位和后脱位。肩关节前脱位者很多见，常因间接暴力所致，如跌倒时上肢外展外旋，手掌或肘部着地，外力沿肱骨纵轴向上冲击，肱骨头自肩胛下肌和大圆肌之间薄弱部撕脱关节囊，向前下脱出，形成前脱位。

（二）解剖生理

肩关节脱位最常见，约占全身关节脱位的 50%，这与肩关节的解剖和生理特点有关，如肱骨头大，关节盂浅而小，关节囊松弛，其前下方组织薄弱，关节活动范围大，遭受外力的机会多等。肩关节脱位多发生在青壮年男性。

（三）病因病理

肩关节脱位按肱骨头的位置分为前脱位和后脱位。肩关节前脱位者多见，常因间接暴力所致，如跌倒时上肢外展外旋，手掌或肘部着地，外力沿肱骨纵轴向上冲击，肱骨头自肩胛下肌和大圆肌之间薄弱部撕脱关节囊，向前下脱出，形成前脱位。肱骨头被推至肩胛骨喙突下，形成喙突下脱位，如暴力最大，肱骨头再向前移至锁骨下，形成锁骨下脱位。后脱位少见，多由于肩关节受到由前向后的暴力作用或在肩关节内收内旋位跌倒时手部着地引起。后脱位可分为肩胛冈下和肩峰下脱位，肩关节脱位如在初期治疗不当，可发生习惯性脱位。

（四）临床症状

（1）伤肩肿胀，疼痛，主动活动和被动活动受限。

（2）患肢弹性固定于轻度外展位，常以健手托患臂，头和躯干向患侧倾斜。

（3）肩三角肌塌陷，呈方肩畸形，在腋窝、喙突下或锁骨下可触及移位的肱骨头，关节盂空虚。

（4）搭肩试验阳性，患侧手靠胸时，手掌不能搭在对侧肩部。

（五）检查

肩关节后脱位时常规肩关节前后位 X 线摄片报告常为阴性。由于肩峰下型后脱位最为常见，且肩前后位 X 线摄片时肱骨头与关节盂及肩峰的大体位置关系仍存在，故摄片报告常为阴性。但仔细阅片仍可发现以下异常特征：①由于肱骨头处于强迫内旋位，即使前臂处于中立位，仍可发现肱骨颈"变短"或"消失"，大结节、小结节影像重叠；②肱骨头内缘与肩胛盂前缘的间隙增宽，通常认为其间隙大于 6mm，即可诊断为异常；③正常肱骨头与肩胛盂的椭圆形重叠影消失；④肱骨头与肩胛盂的关系不对称，表现为偏高或偏低，且与盂前缘不平行。高度怀疑肩关节后脱位时应加摄腋位片或穿胸侧位片，则可发现肱骨头脱出位于肩胛盂后侧。必要时作双肩 CT 扫描，即可清楚显示出肱骨头关节面朝后且脱出关节盂后缘；有时可发现肱骨头凹陷性骨折并与关节盂后缘形成卡压而影响复位，或关节盂后缘的骨折。

（六）诊断

（1）有肩部或上肢外伤史。

（2）根据上述症状和体征。

（3）X 线摄片可明确脱位类型及有无骨折。

二、外科颈水平骨折

（一）概述

肱骨外科颈位于解剖颈下 2～3cm，胸大肌止点以上，此处由松质骨向密质骨过渡且稍细，是解剖上的薄弱环节，骨折较为常见，通常是肩部受到剧烈打击所致，如年轻人从马上摔下或是老年人在楼梯上摔倒。

（二）解剖生理

肱骨外科颈位于解剖颈下 2～3cm，此处由松质骨向皮质骨过渡且稍细，是力学薄弱区。

（三）病理病因

此骨折多为间接暴力所致，如跌倒时手或肘着地，暴力沿肱骨干向上传导冲击引起骨折；肩部外侧直接暴力亦可引起骨折。

（四）临床表现

（1）肿胀　因骨折位于关节外，局部肿胀较为明显，尤以内收型及粉碎型者为甚。

（2）疼痛　除外展型者外，多较明显，尤以活动时明显且伴有环状压痛及叩痛。

（3）活动受限　以后二型为最严重。

（4）其他　注意有无神经、血管受压症状。错位明显者患肢可出现短缩、成角畸形。此处骨折往往伴有腋神经损伤。

（五）骨折分型

（1）裂纹型骨折　即由直接暴力所致。

（2）外展型骨折　由于跌倒时上肢外展位所致，并使骨折远侧段呈外展，近侧段相应地内收，形成两骨折端向外成角移位，且常有两骨折端互相嵌插。

（3）内收型骨折　跌倒时上肢内收位，使骨折远侧段内收，近侧段相应地外展。形成两骨折端向内成角移位，两骨折端内侧常有互相嵌插。

（4）肱骨外科颈骨折合并肩关节前脱位　多为上肢外展外旋暴力导致肩关节前脱位，暴力继续作用，再引起肱骨外科颈骨折。

（六）检查

肩部 X 线检查可确诊。

（七）诊断

（1）外伤史　多种暴力均可引起。

（2）临床表现　主要依据肩部肿胀、疼痛及活动受限等。

（3）影像学检查　X 线显示肱骨外科颈骨折线、成角畸形等表现。

第五章
肘部、前臂

肘部和前臂部包括肱骨下端、尺骨、桡骨。肘关节由肱骨下端和桡骨、尺骨上端构成。肱骨滑车与尺骨滑车切迹构成肱尺关节；肱骨小头与桡骨关节凹构成肱桡关节；桡骨头环状关节面与尺骨桡切迹构成桡尺近侧关节。各关节面均覆盖一层关节软骨。上述三个关节共同包在一个关节囊内。

第一节 > 肘部骨性标志

一、肱骨远端

肱骨的远端前后略扁，有两个关节面，内侧的称肱骨滑车，与尺骨的滑车切迹相关节；外侧的称肱骨小头，与桡骨头相关节。肱骨远端的内侧、外侧各有一个突起，分别称内上髁和外上髁。内上髁后方有尺神经沟，有尺神经通过。

肱骨远端可以触诊到的显著结构有肱骨小头、肱骨外上髁、肱骨内上髁。

1. 触诊肱骨小头

肱骨小头位于肱骨远端的外侧，与桡骨头凹形成关节，屈曲肘关节时能够触诊到肱骨小头。图 5-1 中示指所指示的就是肱骨小头。

2. 触诊肱骨外上髁

肱骨外上髁位于肱骨小头的上外侧，在手指下表现为粗糙的骨性突起。图 5-2 中示指所指示的就是肱骨外上髁。

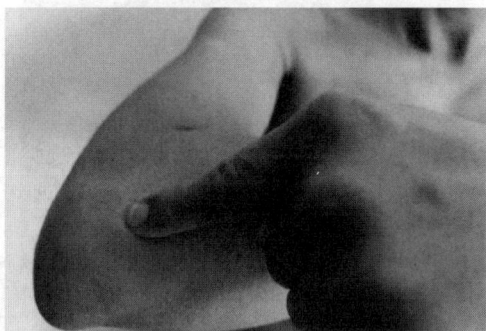

图 5-1　肱骨小头

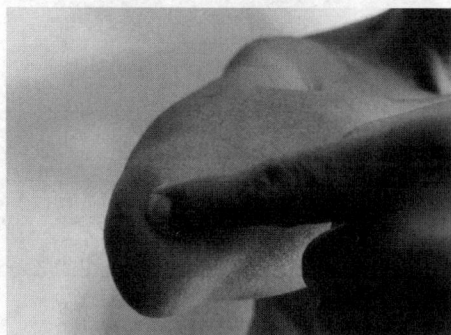

图 5-2　肱骨外上髁

3. 触诊肱骨内上髁

肱骨内上髁位于肱骨滑车的内上方，是肱骨体内侧缘的远端。图 5-3 中示指所指示的就是肱骨内上髁。

4. 触诊尺神经沟

尺神经沟是一条在肱骨内上髁后面垂直凹陷的沟。图 5-4 中示指所指示的是尺神经沟，触压会感觉到小鱼际的麻木感。

二、尺骨

位于前臂内侧，分为一体两端，近端大，远端小，中部为尺骨体。尺骨近端有两个朝前的明显突起，上方大者称鹰嘴，下方小者称冠突。两个突起之间的半月形凹陷，称滑车切迹，与肱骨滑车相关节。在冠突外侧面有桡切迹，与桡骨头相关节。尺骨远端为尺骨头，头的后内侧有向下突起，称尺骨茎突。

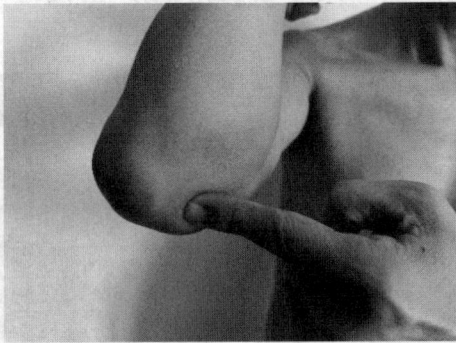

图 5-3　肱骨内上髁

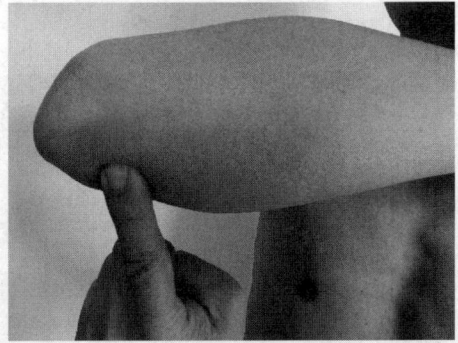

图 5-4　尺神经沟

二维码扫码
自由上肢骨：
肱骨、尺桡骨、
手骨讲解

尺骨可以触诊到的显著结构有尺骨鹰嘴、尺骨体后缘、尺骨冠突。

1. 触诊鹰嘴

图 5-5 中检查者示指指示着鹰嘴，鹰嘴、肱骨外上髁、肱骨内上髁的位置关系形成一个等腰三角形，此三者是肘关节周围最重要的骨性结构。

2. 触诊尺骨体后缘

尺骨体后缘骨性结构从鹰嘴的后面开始向远端延伸，非常容易触及。图 5-6 中示指所指示的方向就是尺骨体后缘。

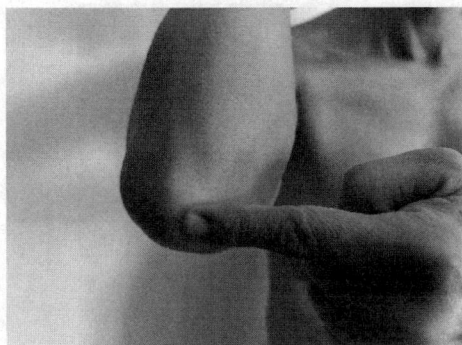

图 5-5 鹰嘴

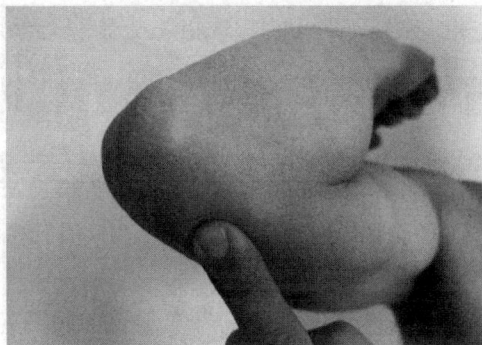

图 5-6 尺骨体后缘

三、桡骨

桡骨位于前臂外侧，分一体两端，近端小，远端大，中部为桡骨体。桡骨近端呈短柱状，称桡骨头。桡骨头上面有关节凹，与肱骨小头相关节。桡骨头周围有环状关节面，与尺骨桡切迹相关节。桡骨远端内侧有凹性关节面，称尺切迹，与尺骨头相关节；外侧向下的突起称桡骨茎突。桡骨远端的下面有腕关节面，与腕骨相关节。

桡骨可以触诊到的显著结构有桡骨头、桡骨颈、桡骨粗隆。

1. 触诊桡骨头

检查者拇指、示指钳状置于肱骨小头，然后紧贴皮肤向远端移动。当触及肱桡关节间隙后，捏住桡骨头（图 5-7），要求被检查者做前臂旋前、旋后运动，可以在手指下感觉到桡骨头转动。

2. 触诊桡骨颈

检查者用拇指、示指触及桡骨头后，沿着桡骨头向远端下移大约一横指能发现一处狭窄，即桡骨颈（图 5-8）。

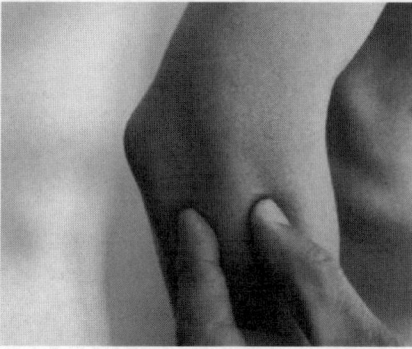

图 5-7　桡骨头

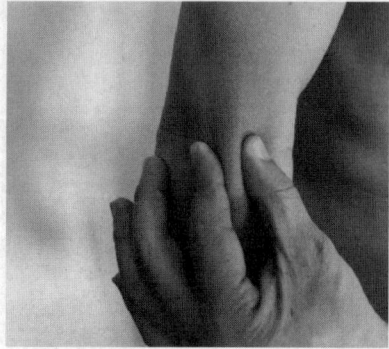

图 5-8　桡骨颈

3. 触诊桡骨粗隆

检查者置示指于肘窝底外侧沟，拇指能触及肱二头肌肌腱的远端和外侧，此肌腱的附着点就是桡骨粗隆（图 5-9）。

四、肘部可以触诊到的主要神经和血管

有尺神经、正中神经、肱动脉。

1. 触诊尺神经沟内的尺神经

把示指置于尺神经沟内即可触及尺神经（图 5-10）。

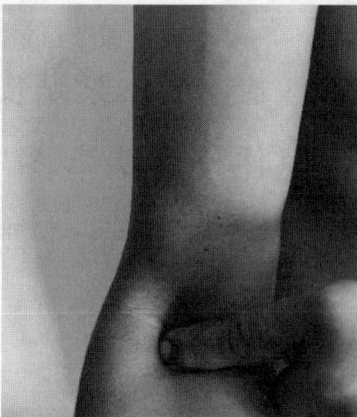

图 5-9　桡骨粗隆

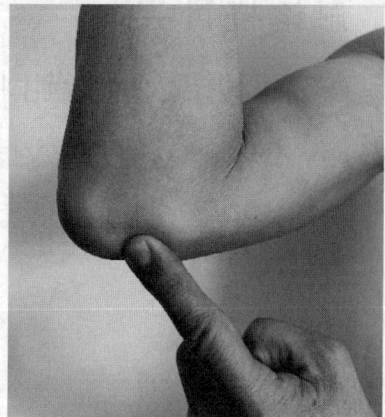

图 5-10　尺神经沟内的尺神经

2. 触诊肱二头肌内侧沟的正中神经

只要一根手指在肱二头肌腱内侧触摸，就能够感觉到一条扁椭圆形的条索状结构在手指下转动，这就是正中神经。（图 5-11）

3. 触诊肱二头肌内侧沟水平的肱动脉

示指置于肱二头肌肌腱内后方的肘窝内，能够清晰地触及肱动脉的搏动（图 5-12）。

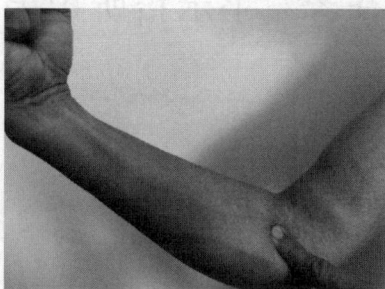

图 5-11　肱二头肌内侧沟的正中神经

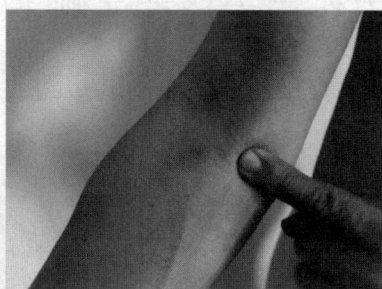

图 5-12　肱二头肌内侧沟水平的肱动脉

第二节 ▷ 肘部肌性标志

二维码扫码
臂肌、前臂肌讲解

（一）肘部外侧肌群

此肌群共四块，分两层排列，可以触诊的显著结构有肱桡肌、桡侧腕长伸肌、桡侧腕短伸肌、旋后肌。

1. 肱桡肌

（1）起止点及作用

起点：肱桡肌起自肱骨外上髁上方。

止点：桡骨茎突的外面。

作用：使前臂在肘关节处屈，前臂旋前旋后，调整虎口向前。

（2）触诊肱桡肌近侧部　嘱咐被检查者屈肘关节（前臂处于旋前-旋后中间位），检查者的阻力作用于桡骨远侧 1/3 处，可以明显触到肱骨外缘远侧部此肌（图 5-13）收缩。

（3）触诊肱桡肌肌腱　嘱咐被检查者屈肘关节，检查者的阻力作用于桡骨远侧 1/3 处，检查者左手示指所指示的明显肌性突起为肱桡肌肌腱（图 5-14）。

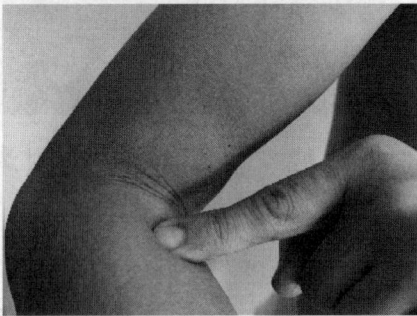

图 5-13　肱桡肌近侧部　　　　图 5-14　肱桡肌肌腱

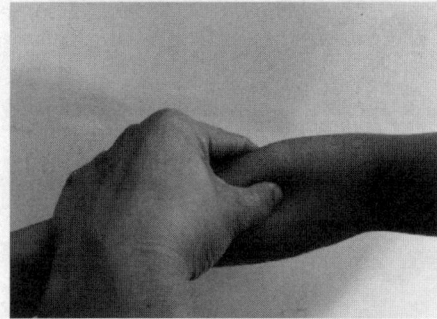

2. 桡侧腕长伸肌

（1）起止点及作用

起点：肱骨外上髁。

止点：第 2 掌骨底背面。

作用：伸腕、伸指。

（2）触诊腕部桡侧腕长伸肌肌腱　此肌腱附着于第 2 掌骨底的背面外侧部。检查时，要求被检查者紧握拳头，能清

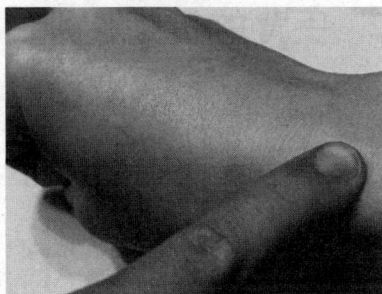

楚地看到此肌腱（图 5-15）在桡侧腕短伸肌腱外侧。

3. 桡侧腕短伸肌

（1）起止点及作用

起点：肱骨外上髁。

止点：第 3 掌骨底背面。

作用：伸腕、伸指。

图 5-15　桡侧腕长伸肌肌腱

（2）触诊桡侧腕短伸肌的远端附着处　它的外侧是桡侧腕长伸肌肌腱。

（二）肘部后肌群

此肌群包括独立的八块肌肉，可以触诊的显著结构有指总伸肌、示指伸肌、小指伸肌、尺侧腕伸肌、肘肌、拇短伸肌、拇长伸肌。

1. 腕部的指总伸肌

（1）起止点及作用

起点：在外部，指总伸肌的四条肌腱和示指伸肌的肌腱，共同位于一个骨纤维鞘内。起自肱骨外上髁。

止点：第 2～5 指中节和远节指骨底背面，由桡骨后面进入手背面。

作用：伸腕、伸指。

（2）触腕部的指总伸肌肌腱　手指伸掌指关节，可以在手背明显显示指总伸肌肌腱（图 5-16）。

133

2. 手背的示指伸肌

（1）起止点及作用

起点：尺骨后面的下 1/3，前臂骨间膜。

止点：前臂骨间膜。远端附着于示指的掌指关节水平，并与指总伸肌的示指肌腱融合在一起。

作用：伸示指。

（2）触诊手背的示指伸肌肌腱　示指伸肌肌腱（图 5-17）在指总伸肌分布于示指的肌腱的尺侧，二者通常在掌指关节处会合。

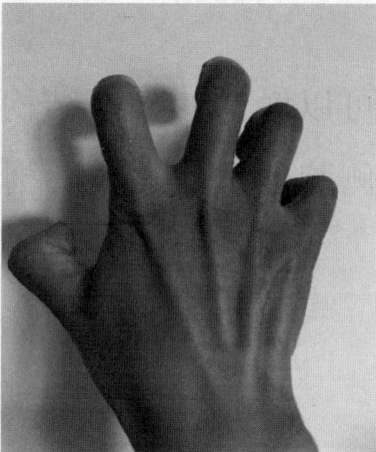

图 5-16　腕部的指总伸肌肌腱 　图 5-17　手背的示指伸肌肌腱

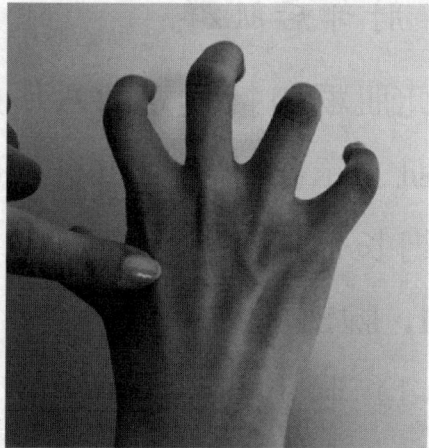

3. 手背的小指伸肌肌腱

（1）起止点及作用

起点：肱骨外上髁。

止点：小指中节、远节指骨底。

作用：伸小指。

（2）触诊手背的小指伸肌肌腱　嘱咐被检查者对抗阻力

极度后伸小指的掌指关节，将有助
于确定小指伸肌肌腱（图 5-18）。

4. 尺侧腕伸肌

（1）起止点及作用

起点：肱骨外上髁。

止点：第 5 掌骨底。

作用：伸腕。

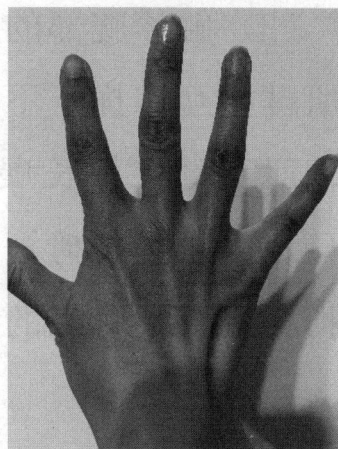

图 5-18　手背的小指
伸肌肌腱

（2）触诊尺侧腕伸肌肌腹　位
于外侧的指总伸肌和内侧的尺侧腕
屈肌之间，肘肌位于其上方和内侧。

5. 肘肌

（1）起止点及作用

起点：肘肌通过一个肌腱附着于肱骨外上髁的后面。

止点：止于鹰嘴的外后面、尺骨后缘的上 1/4。

作用：伸肘关节。

（2）触诊肘肌　可先触及鹰嘴外侧缘，然后紧贴皮肤沿
着前臂向下、向远侧。此时肘肌可在手指下触及（见上一章
节肘肌触诊）。

6. 拇短伸肌

（1）起止点及作用

起点：桡骨、尺骨骨间膜背面。

止点：拇指近节指骨底。

作用：伸拇指。

（2）触诊腕部的拇短伸肌肌腱 拇短伸肌肌腱与拇长展肌肌腱相互靠拢，不易区分。可以嘱咐被检者伸展拇指，拇短伸肌肌腱在拇长展肌肌腱的背侧。图 5-19 中检查者的示指显示的肌腱是拇短伸肌肌腱，它经过第 1 掌骨后面，附着于拇指近节指骨底的后面。

7. 拇长伸肌

（1）起止点及作用

起点：桡骨、尺骨骨间膜背面。

止点：拇指远节指骨底。

作用：伸拇指。

（2）触诊腕部的拇长伸肌肌腱 被检查者用力伸拇指动作，拇长伸肌肌腱（图 5-20）在腕部组成了鼻烟窝的后外侧界，鼻烟窝的前外侧界由拇短伸肌肌腱组成。解剖学中鼻烟窝是一个三角形的凹陷，当拇指的伸肌收缩时，可以出现在腕部的后外侧面，它的底由手舟骨组成。

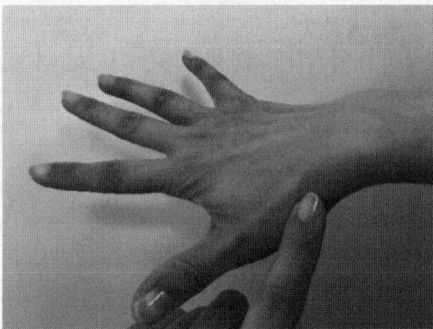

图 5-19 腕部的拇短
伸肌肌腱

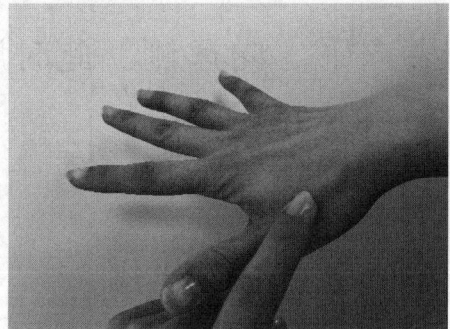

图 5-20 腕部的拇长
伸肌肌腱

（三）肘部前肌群

此肌群包括八块肌肉，可以触诊的显著结构是附着于内上髁的肌群和共同肌腱，有旋前圆肌、桡侧腕屈肌、掌长肌、尺侧腕屈肌、指浅屈肌、拇长屈肌。

1. 旋前圆肌肌腹

（1）起止点及作用

起点：肱骨内上髁和前臂筋膜。

止点：桡骨外侧面的中间 1/3。

作用：前臂旋前和屈曲腕关节。

（2）触诊旋前圆肌肌腹　先触及肱二头肌腱的内侧，嘱被检查者紧握拳头，前臂旋前，就能感觉到肌腹在手指下的收缩。

2. 桡侧腕屈肌

（1）起止点及作用

起点：通过肌腱附着于肱骨内上髁的前面和前臂筋膜。

止点：止于第 2 掌骨的掌面底部。

作用：屈曲和外展腕关节，参与前臂的旋前。

（2）触诊桡侧腕屈肌的肌腱　桡侧腕屈肌肌腱是前臂前面下 1/3 处肌腱中最外侧的那条。图 5-21 中示指所指的就是桡侧腕屈肌肌腱。

3. 掌长肌

（1）起止点及作用

起点：肱骨内上髁及前臂筋膜。

止点：移行于手掌皮下的掌腱膜。

作用：屈曲腕关节。

（2）触诊掌长肌的肌腱　肌腱很长，约为前臂前面下 2/3 的长度。图 5-22 中示指指向掌长肌肌腱。

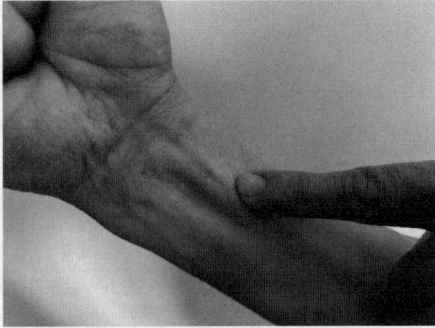 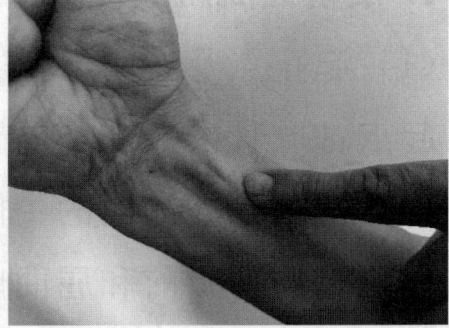

图 5-21　桡侧腕屈肌肌腱　　　　图 5-22　掌长肌肌腱

4. 尺侧腕屈肌

（1）起止点及作用

起点：肱骨内上髁及前臂筋膜和尺骨鹰嘴。

止点：豌豆骨。

作用：屈腕、内收腕。

（2）触诊尺侧腕屈肌肌腱　嘱咐被检查者屈曲和内收腕关节，可以触诊到尺侧腕屈肌肌腱是前臂前面最内侧的肌腱。图 5-23 中示指所指的就是尺侧腕屈肌肌腱。

5. 指浅屈肌

（1）起止点及作用

起点：自肱骨内上髁、尺骨和桡骨前面，肌束往下移行为四条肌腱，通过腕管和手掌，分别进入第 2～5 指的屈肌腱鞘，每一个腱分为二脚。

止点：中节指骨体的两侧。

作用：屈近侧指骨间关节、屈掌指关节和屈腕。

（2）触诊指浅屈肌浅层　在掌长肌肌腱的内侧可触诊到指浅屈肌肌腱。图 5-24 中示指指向指浅屈肌肌腱。

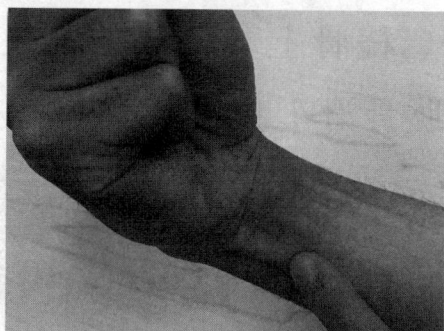
图 5-23　尺侧腕屈肌肌腱

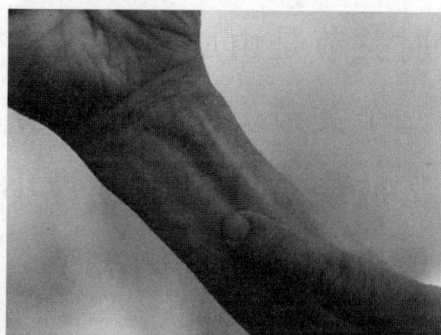
图 5-24　指浅屈肌肌腱

6. 拇长屈肌

（1）起止点和作用

起点：桡骨前面和前臂骨间膜，以长腱通过腕管和手掌。

止点：拇指远节指骨底。

作用：屈拇指指骨间关节和掌指关节。

（2）触诊第 1 指骨水平的拇长屈肌肌腱　嘱被检查者快速屈拇指的指间关节，此肌腱（图 5-25）能在第 1 指骨的掌侧面中部被观察到。

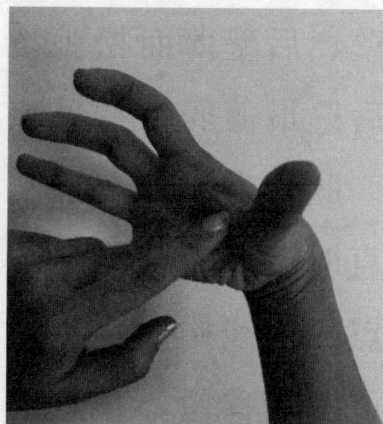
图 5-25　第 1 指骨水平的拇长屈肌肌腱

第三节 ﹥ 肘部、前臂部关节运动解剖体验

一、肘关节

（一）肘关节的构成

肘关节是由肱骨下端与尺骨、桡骨上端构成的复关节，包括三个关节。①肱尺关节，由肱骨滑车和尺骨滑车切迹构成。②肱桡关节，由肱骨小头和桡骨头的关节凹构成。③桡尺近侧关节，由桡骨环状关节面和尺骨桡切迹构成。

二维码扫码
肩关节、
肘关节讲解

（二）肘关节特点

上述 3 个关节包在一个关节囊内，肘关节囊前壁、后壁薄而松弛，两侧壁厚而紧张，并有韧带加强。囊的后壁最薄弱，常见桡、尺两骨向后脱位，移向肱骨的后上方。肱骨内、外上髁和尺骨鹰嘴都易在体表扪及。当肘关节伸直时，此三点位于一条直线上，当肘关节屈至 90°时，此三点的连线构成一尖端朝下的等腰三角形。肘关节发生脱位时，鹰嘴移位，三点位置关系发生改变。而肱骨髁上骨折时，三点位置关系不变。

（三）围绕肘关节的韧带

（1）桡侧副韧带　位于囊的桡侧，由肱骨外上髁向下扩展，止于桡骨环状韧带。

（2）尺侧副韧带　位于囊的尺侧，由肱骨内上髁向下呈扇形扩展，止于尺骨滑车切迹内侧缘。

（3）桡骨环状韧带　位于桡骨环状关节面的周围，两端分别附着于尺骨桡切迹的前缘、后缘，与尺骨桡切迹共同构成一个上口大、下口小的骨纤维环以容纳桡骨头，防止桡骨头脱出。4岁以前，桡骨头尚在发育之中，环状韧带松弛，在肘关节伸直位猛力牵拉前臂时，桡骨头易被环状韧带卡住，或环状韧带部分夹在肱桡骨之间，从而发生桡骨小头半脱位。

二、肘关节的运动

肘关节的运动以肱尺关节为主，允许做屈、伸运动，尺骨在肱骨滑车上运动，桡骨头在肱骨小头上运动。因肱骨滑车的内侧缘更为向前下突出，超过外侧缘约6mm，使关节的运动轴斜向下内，当伸前臂时，前臂偏向外侧，与臂形成165°～170°的"提携角"。肘关节的提携角使关节处于伸位时，前臂远离正中线，增大了运动幅度；关节处于屈位时，前臂贴近正中线，有利于生活和劳动的操作。肱桡关节能作屈、伸和旋前、旋后运动，桡尺近侧关节与桡尺远侧关节联合可使前臂旋前和旋后。

三、桡尺连接运动

（1）桡骨、尺骨借桡尺近侧关节、桡尺远侧关节和前臂骨间膜相连。

① 前臂骨间膜连接尺骨和桡骨的骨间缘之间的坚韧纤维膜。纤维方向是从桡骨斜向下内达尺骨。当前臂处于旋前或旋后位时，骨间膜松弛。前臂处于半旋前位时，骨间膜最紧张，这也是骨间膜的最大宽度。因此，处理前臂骨折时，应将前臂固定于半旋前或半旋后位，以防骨间膜挛缩，影响前臂愈后的旋转功能。

② 桡尺近侧关节详见上述肘关节。

③ 桡尺远侧关节由尺骨头环状关节面构成关节头，由桡骨的尺切迹及自下缘至尺骨茎突根部的关节盘共同构成关节窝。关节盘为三角形纤维软骨板，将尺骨头与腕骨隔开。关节囊松弛，附着于关节面和关节盘周缘。

（2）桡尺近侧和远侧关节是联动关节，前臂可做旋转运动，其旋转轴为通过桡骨头中心至尺骨头中心的连线。运动时，桡骨头在原位自转，而桡骨下端连同关节盘围绕尺骨头旋转，实际上只是桡骨做旋转运动。当桡骨转至尺骨前方并与之相交叉时，手背向前，称为旋前；与此相反的运动，即桡骨转回到尺骨外侧，称为旋后。

第四节 > 肘部、前臂部牵伸解剖体验

一、肘部、前臂牵伸概述

肘关节是滑车关节，只能做伸或屈的运动。因此屈肘肌

（肱二头肌、肱肌、喙肱肌）主要分布在前面，伸肘肌（肱三头肌、肘肌）主要分布在后面。旋后肌包括肱二头肌和旋后肌，旋前肌包括旋前圆肌和旋前方肌。旋前肌的位置分布可以将桡骨拉向身体中心，旋后肌的位置分布可以将桡骨远离身体中心。

控制手腕、手和手指运动的大多数肌肉都分布在肘或肘附近，这就形成了肘部附近的肌腹和绕经腕部到达腕关节、手及指骨的肌腱。与肘肌一样，所有的腕屈肌（桡侧腕屈肌、尺侧腕屈肌、掌长肌）和绝大多数的指屈肌（指深屈肌、指浅屈肌、拇长屈肌）都分布在前臂前面及内侧。相反，所有的腕伸肌（桡侧腕短伸肌、桡侧腕长伸肌、尺侧腕伸肌、指总伸肌）和指伸肌（指总伸肌、小指伸肌、示指伸肌）都分布在前臂后面及外侧。桡骨周边的肌肉（名称中含桡侧）向尺侧偏移，然而，尺骨周边的肌肉（名称中含尺侧）向桡侧偏移。绕过手腕前，这些肌腱被屈肌支带和伸肌支带牢牢地固定。从腕骨下的支带通过时，肌腱分布在腕管。由于肌腱挤在一起，每一根腱都被润滑的腱鞘包住了，从而使摩擦最小化。

肘部和腕部的肌肉牵伸有助于减弱过度损伤，有时甚至可以预防过度损伤。由于相及运动的抵抗作用更强，因此僵直的肌肉很容易受损。腕伸肌较僵硬时，会导致肘内侧疼痛。相反，腕屈肌较僵硬时，会导致相反侧或者说肘外侧疼痛。另外，反复过度伸腕也会导致过度牵伸腕管处的肌腱，这样会使腕屈肌变硬。持续收缩会导致摩擦和炎症加剧及过度劳损（腕管综合征）。持续牵伸腕屈肌可以增强肌腱的能力，有助于减少可能发生的问题。

二、肘屈肌牵伸

（一）动作要领

在门口站立。伸直左手臂，与肩同高。手臂和手掌贴墙，拇指向上。朝墙的方向后转体。

（二）肌肉牵伸

牵伸最大的肌肉：左侧肱肌、左侧肱桡肌、左侧肱二头肌。

牵伸较小的肌肉：左侧旋后肌、左侧旋前圆肌、左侧桡侧腕屈肌、左侧尺侧腕屈肌、左侧掌长肌。

（三）牵伸重点

在牵伸过程中，抓住稳固的垂直杆做牵伸训练和保持肘部笔直对于牵拉来说是非常有必要的。

三、肘伸肌（肱三头肌）牵伸

（一）动作要领

坐直或站直，左臂肘部弯曲。抬左臂直至肘部靠近左耳，左手靠近右肩胛骨。用右手抓住左臂肘部，于脑后向地面方向推或拉左臂肘部。

（二）肌肉牵伸

牵伸最大的肌肉：左侧肱三头肌。

牵伸较小的肌肉：左侧肱二头肌。

（三）牵伸要点

坐在有靠背的椅子上做这种牵伸能更好地控制平衡。身体处于平衡状态时，肌肉的牵伸力更强。

四、肘伸肌（肘肌）牵伸

（一）动作要领

面对桌子站直或坐直。屈肘，前臂置于桌面，掌心朝上。前倾，胸部向桌子方向移。

（二）肌肉牵伸

牵伸最大的肌肉：左侧肘肌。

牵伸较小的肌肉：左侧肱三头肌。

（三）牵伸要点

将前臂和肘部平放在桌上，以达到最大化牵伸。

五、前臂旋前肌牵伸

（一）动作要领

背靠门框内侧站立。手臂伸直，左臂过度伸展至高于髋部和肩部的中点位置。左手抓住门框，拇指朝下。手臂外旋（将二头肌旋转至上方）。

（二）肌肉牵伸

牵伸最大的肌肉：左侧旋前圆肌。

牵伸较小的肌肉：左侧肱肌、左侧肱桡肌、左侧旋前方肌、左侧肩胛下肌、左侧大圆肌。

（三）牵伸要点

伸直肘部以达到最大化牵伸。

六、前臂旋后肌牵伸

（一）动作要领

背朝门框内侧站立。手臂伸直，右臂过度伸展至高于髋部和肩部的中点位置。右手抓住门框，拇指朝上。手臂内旋（将二头肌向下旋转）。

（二）肌肉牵伸

牵伸最大的肌肉：右侧肱二头肌、右侧旋后肌。

牵伸较小的肌肉：右侧肱肌、右侧肱桡肌、右侧冈下肌、右侧小圆肌。

（三）牵伸重点

可以采用稳固的直立杆来做这种训练。伸直肘部以达到最大化牵伸。

第五节 > 肘部、前臂部临床解剖联系

一、尺骨鹰嘴滑囊炎

（一）概述

尺骨鹰嘴滑囊炎是指尺骨鹰嘴滑囊在累积性损伤或急性外伤的作用下出现炎症改变，以疼痛和囊性肿物为主要临床表现的病症，又称为"矿工肘"。本病好发于体力劳动中用肘部支撑用力的工种。本病属于中医学"肘劳"范畴。

滑囊炎是指滑囊的急性或慢性炎症。滑囊是结缔组织中的囊状间隙，是由内皮细胞组成的封闭性囊，内壁为滑膜，有少许滑液。少数与关节相通，位于关节附近的骨突与肌腱或肌肉、皮肤之间。凡摩擦力或压力最大的地方，都可有滑囊存在。许多关节的病变都可以引起该病。

（二）解剖生理

肱三头肌腱附着于尺骨鹰嘴突处有两个滑囊：一个处于鹰嘴突和肌腱之间，称为肱三头肌下滑囊；另一个处于皮肤与鹰嘴突和肌腱之间，在肘后皮下，称为鹰嘴皮下滑囊。正常的滑囊具有润滑肌腱来回运动及缓冲局部机械冲击、摩擦的作用。

肘尖用力过度，伤及筋膜，筋肌拘挛，气机受阻，津液滞留积聚为肿，肘节黏滞而拘僵，屈伸不利，牵扯作痛。

（三）病理病因

（1）急性损伤　常因局部受到直接的撞击伤，如跌扑时肘后方直接着地等，产生急性的创伤性炎症反应，滑囊充血水肿，渗出积液使滑囊膨胀隆起明显，液体多为血性。

（2）慢性劳损　鹰嘴突处常因受到反复机械性摩擦刺激，导致局部产生慢性创伤性炎症。多表现于皮下滑囊无菌性炎症，可使滑囊增厚，滑膜充血、水肿、增生、纤维化。有时囊内有钙质沉积而钙化。

（四）临床表现

（1）局部多有受到碰撞或长期受撞击、摩擦的损伤史，多见于肘部支撑用力的工作者。

（2）急性滑囊炎，尺骨鹰嘴部淤血、肿胀、疼痛，伤肢无力，肘关节呈半屈半伸位，活动不利。

（3）慢性滑囊炎，无疼痛感或者疼痛感不明显，肘关节屈伸活动轻度受限。

（五）检查

（1）急性损伤者尺骨鹰嘴局部红肿、疼痛，按之剧痛，皮温稍高。囊内抽出液体多为血性。若损伤合并感染，则局部红肿痛热明显，同时可伴有全身症状，囊内抽出液体可呈脓血性。

（2）慢性损伤者尺骨鹰嘴部位肿物渐起，呈现圆形或者椭圆形肿胀，大小不等，小者直径为 $1\sim2cm$，大者直径有

5～6cm，肿块可以活动，质软，有轻度波动感，伴压痛，皮色不红。囊内抽出液体为无色清亮黏液。患肢无力，肘屈轻度受限。

（3）尺骨鹰嘴部位有不同程度的压痛，肘后方有上述之肿物，肘关节运动轻度受限，肘关节过度屈伸试验阳性。

（4）X线平片检查可提示肘后部肌肉组织肿大阴影。滑囊钙化时有密度增加区的钙化影像。

（六）诊断

（1）病史。

（2）临床表现。

（3）理化检查。

二、肱二头肌长头腱滑脱

（一）概述

肱二头肌长头腱滑脱是由于长期反复的损伤或者突然受到外力的牵拉扭转以及肌腱的伸缩运动失调等因素，导致肱二头肌长头腱的位置发生移位，从而引起局部疼痛和功能障碍的一种病症。本病属于中医学"肩痛病"范畴。

（二）解剖生理

肱二头肌长头肌腱起于肩胛骨盂上结节，通过由肱骨大结节、小结节组成的结节间沟，与起于喙突的短头合成肌腹，以肌腱止于桡骨粗隆，以腱膜止于前臂筋膜。肱二头肌长头肌腱受颈椎 5～7 发出的肌皮神经的支配，其起点固定使上臂在肩关节屈曲以及使前臂在肘关节处屈曲和旋外，止点固定使上臂向前臂靠拢。

（三）病理病因

当保护肱二头肌长头肌腱的胸大肌、肩胛下肌附着部发生断裂，致使该肌腱在结节间沟内缘之上滑动，即可发病。中医认为本病的发生因急慢性损伤引起，外伤以及劳损以致气滞血瘀，经络阻闭，不通则痛；或者肝肾亏虚不能润养筋骨；或者气血亏虚，血不荣筋，筋不束骨而发病。西医认为本病与下列因素有关。

（1）习惯性滑脱　多因为先天性小结节发育不良或者结节间沟内侧壁坡度减小；或因中年以后，结节间沟底部骨质增生，沟床变浅，肱二头肌长头腱迟缓或延长，引起肌腱经常滑脱。

（2）外伤性滑脱　肩关节损伤的并发症，常见于肩关节脱位、肱骨大结节或肱骨外科颈骨折后，结节间沟上的肱骨横韧带断裂；以及肩部过度外展、外旋位运动时，胸大肌和肩胛下肌的附着部发生急慢性损伤，而致使肱二头肌长头肌腱滑动于结节间沟内缘之上，导致滑脱。

（四）临床表现

（1）疼痛　肱二头肌长头肌腱处痛势明显。

（2）压痛　局部压痛点明显。

（3）肩关节可有局部肿胀。

（4）肩关节运动功能受限 上臂无力，患者多用健手托扶患侧肢体前臂，上臂呈内旋位（小结节在前）和肘关节屈曲位。严重时脱位的长肌腱发生交锁，致肩关节不能运动。上臂放下或者前屈外展时，常见在小结节上滑动之弹响。

（五）检查

（1）肩关节各方向运动受限，尤其以肩肱关节受限明显。

（2）在结节间沟处有明显压痛。

（3）在疾病早期或者严重损伤时，可出现肩前肿胀。

（4）做肩关节被动外展、外旋运动时，可触及长肌腱在小结节处滑动，并可听到弹响声。

（5）X线片用于排除骨折和关节脱位。

（六）诊断

（1）有先天性肱骨小结节发育不良、结节间沟变浅或肩部急慢性损伤病史。

（2）肩前部肿胀、疼痛，结节间沟处有明显压痛。

（3）肩关节被动外展、外旋运动时可触及长腱在小结节处滑动。

三、肱骨外上髁炎

（一）概述

肱骨外上髁炎是指因急慢性损伤而致的肱骨外上髁周围

软组织的无菌性炎症，引起局部疼痛和功能障碍的一种病症，又称为"网球肘"。本病好发于前臂劳动强度最大的人，如网球、羽毛球、乒乓球运动员以及木匠、铁匠等。此外还有钳工、司机、厨师、油漆工等。本病属于中医学上"肘劳"范畴。本病是一种自限性疾病，通常在一年内减轻。

（二）解剖生理

肘关节由肱骨下端和尺桡骨上端包在一个关节囊内所构成，由关节囊、韧带、骨间膜以及肌肉等软组织维系和保护。肘部主要依靠肱尺关节的屈伸运动、前臂旋转运动来满足生活和工作的需要。

肘关节主要靠韧带来维持关节的稳定，环状韧带维持上尺桡关节的稳定，内侧、外侧副韧带以及关节囊维持肱桡关节以及整个肘关节的稳定。肱尺关节、肱桡关节以及上尺桡关节都包在一个关节囊内。肱骨外侧为外上髁，为前臂伸肌总腱附着处。

（三）病理病因

中医认为本病多由于气血虚弱，血不荣筋，肌肉失于温煦，筋骨失于润养，加上前臂伸肌总腱在肱骨外上髁受到长期反复牵拉刺激所致。损伤后瘀血留滞，气血运行不畅或者旧伤瘀血未去，经络不通造成疼痛。

西医认为本病与下列因素有关。

（1）急性损伤　前臂在旋前位置时，腕关节突然做猛力主动背伸动作（手背往上翘），使前臂伸腕肌强烈收缩，伸腕肌起点处引起骨膜下撕裂、出血，形成小血肿，形成急性刺痛；血肿钙化形成一钙化性小结，受伸腕肌群经常性牵拉刺激产生慢性酸痛。

此外，在屈肘位时突然用力做前臂旋前伸腕、伸肘运动，肘关节囊的滑膜可嵌入肱桡关节间隙而发生本病。

（2）慢性损伤 由于前臂处于长期过度旋前、伸腕姿势，使桡侧腕长伸肌、腕短伸肌经常处于紧张状态，牵拉周围软组织引起痉挛，从而牵拉该处肌肉，挤压血管、神经纤维而引起疼痛。

病理组织切片检查，为透明样变性缺血，故又称为缺血性炎症。有时伴有肘关节囊撕裂，关节滑膜因长期受肌肉的牵拉刺激而增生肥厚。当腕关节屈伸和前臂旋转时滑膜可能被嵌入肱桡关节面之间。此外，亦可能发生肱桡韧带以及尺桡环转韧带松弛、尺桡近端关节轻度分离，直至桡骨小头半脱位。这些病理上的变化可引起相关肌肉痉挛、局部痛或沿伸腕肌向前臂放射性痛。

（四）临床表现

（1）肘外侧疼痛，以肱骨外上髁局限性慢性酸痛为主要症状，在旋转背伸、提拉、端、推等动作时更为剧烈，如拧衣服、扫地、端茶壶、倒水等。同时沿着前臂伸肌群向下放射；有的可反复发作，致前臂旋转以及握物无力，局部可微肿胀。

（2）肘关节局部有明显的固定压痛点。

（3）急性扭伤多发生在青壮年男性，慢性损伤常见于中老年人。急性损伤多有明显的外伤史，慢性损伤可无明显外伤史，但与特殊的工种、职业有关。

（五）检查

（1）压痛可在肱骨外上髁、环状韧带、肱桡关节间隙处，以及沿前臂伸肌走行方向广泛压痛。

（2）前臂伸肌紧张试验和（或）Mills 试验阳性。

① 前臂腕伸肌紧张试验：患者握拳、屈腕。医生按压患者手背，患者抗阻力伸腕，如肘外侧疼痛则为阳性，提示肱骨外上髁炎；反之如嘱咐患者伸手指和背伸腕关节，医生以手按压患者手掌，患者抗阻力屈腕，肘内侧疼痛为阳性，提示肱骨内上髁炎。

② Mills 试验：网球肘试验，又称前臂伸肌牵拉试验。前臂稍微弯曲，腕关节尽量屈曲，然后将前臂完全旋前，再将肘部伸直。如果在伸直的时候，肱桡关节的外侧发生疼痛，即为阳性，提示肱骨外上髁炎。

（3）X 线片可见外上髁粗糙或钙化阴影。

（六）诊断

（1）肘外侧疼痛。

（2）肱骨外上髁处压痛。

（3）前臂伸肌紧张试验阳性。

（4）Mills 试验阳性。

第六章
腕和手

腕部是连接手掌和前臂的部位，由桡骨下端和尺骨小头以及 5 个掌骨最远端的结节组成，还包括一系列的肌腱，如尺侧腕伸肌腱、指深屈肌腱、指浅屈肌腱、尺侧腕屈肌腱、桡侧腕屈肌腱和掌长肌腱。手腕的主要功能是提供对手部的稳定支撑和运动的灵活性，使我们能够进行各种手部动作和手指运动。

第一节 ＞ 腕部骨性标志

一、前臂骨的下端

前臂骨包括尺骨、桡骨、手骨。

（1）尺骨　居前臂内侧部，分一体两端。上端粗大，前面有一半圆形深凹，称滑车切迹，与肱骨滑车相关节。切迹后上方的突起称鹰嘴，前下方的突起称冠突。冠突外侧面有桡切迹，与桡骨头相关节；冠突下方的粗糙隆起，称尺骨粗隆。尺骨体上段粗、下段细，外缘锐利，为骨间缘，与桡骨的骨间缘相对。下端为尺骨头，其前、外、后有环状关节面与桡骨的尺切迹相关节，下面光滑，借三角形的关节盘与腕骨隔开。头后内侧的锥状突起，称尺骨茎突。在正常情况下，尺骨茎突比桡骨茎突约高1cm。鹰嘴、后缘全长、尺骨头和茎突都可在体表扪到。

（2）桡骨　位于前臂外侧部，分一体两端。上端膨大称桡骨头，头上面有关节凹与肱骨小头相关节；周围的环状关节面与尺骨相关节；头下方略细，称桡骨颈。颈的内下方有一突起称桡骨粗隆。桡骨体呈三棱柱形，内侧缘为薄锐的骨间缘。下端前凹后凸，外侧向下突出，称茎突。下端内面有关节面，称尺切迹，与尺骨头相关节，下面有腕关节面与腕骨相关节。桡骨茎突和桡骨头在体表可扪到。

（3）手骨　包括腕骨、掌骨、指骨。

① 腕骨：8块。排成近、远二列。近侧列由桡侧向尺侧为：手舟骨、月骨、三角骨和豌豆骨。远侧列为：大多角骨、小多角骨、头状骨和钩骨。8块腕骨连接形成一掌面凹陷的腕骨沟。各骨相邻的关节面，形成腕骨间关节。手舟骨、月骨和三角骨近端形成的椭圆形关节面，与桡骨腕关节面及尺骨头下方的关节盘构成桡腕关节。

② 掌骨：5块。由桡侧向尺侧，依次为第1～5掌骨。掌骨近端为底，接腕骨；远端为头，接指骨，中间部为体。第1掌骨短而粗，其底有鞍状关节面，与大多角骨的鞍状关节面相关节。

③ 指骨：属长骨，共14块。拇指有2节，分别为近节

和远节指骨，其余各指为 3 节，分别为近节指骨、中节指骨和远节指骨。每节指骨的近端为底，中间部为体，远端为滑车。远节指骨远端掌面粗糙，称远节指骨粗隆。

前臂骨的下端可以触诊到的显著结构有尺骨茎突、桡骨茎突。

1. 触诊尺骨茎突

尺骨茎突是尺骨下端的一个喙状突起，用拇指、示指很容易触及。骨性结构的外侧面（与桡骨的尺切迹形成关节）有一条矢状位的沟，沟内有尺侧腕伸肌肌腱经过。图 6-1 中示指所指示的就是尺骨茎突。

2. 触诊桡骨茎突

桡骨下端高出于近侧列的腕骨的外侧，并与近侧列腕骨形成关节。桡骨下端呈圆柱形，由一条沟分隔两个突起即茎突和外侧突，外侧突与桡骨切迹形成关节。桡骨下端的下外侧面与手舟骨形成关节，内侧面与月骨形成关节。桡骨下端易发生骨折。图 6-2 中示指所指示的就是桡骨茎突。

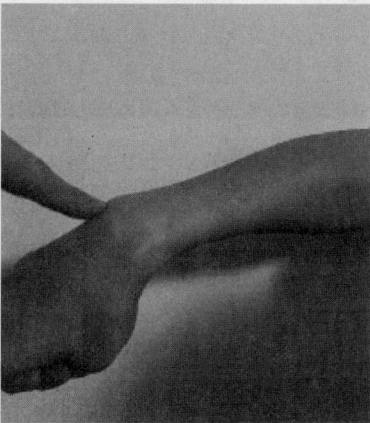

图 6-1 尺骨茎突 图 6-2 桡骨茎突

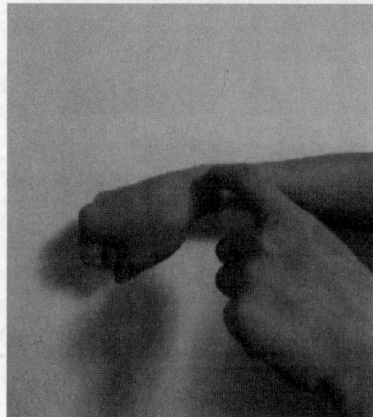

二、腕骨

腕骨（近侧列）可以触诊到的显著结构有鼻烟窝、手舟骨、豌豆骨。

1. 触诊鼻烟窝

拇长伸肌肌腱和拇短伸肌肌腱在腕部分开，构成一个三角形。此三角形近侧为底、远侧为尖，解剖学上称为鼻烟窝。鼻烟窝的底面近侧由手舟骨、远侧由大多角骨组成。拇长展肌肌腱与拇短伸肌肌腱前部相邻，也参与了鼻烟窝的组成。图 6-3 中拇指所指示的凹陷就是鼻烟窝。

2. 触诊手舟骨

检查者很容易用拇指、示指捏住手舟骨（图 6-4）的掌侧面和外侧面。

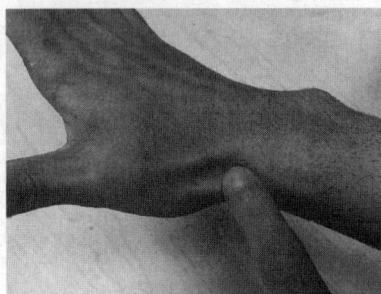

图 6-3　鼻烟窝

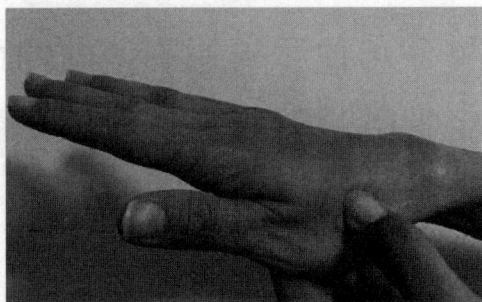

图 6-4　手舟骨

3. 触诊豌豆骨

尺侧腕屈肌肌腱是寻找豌豆骨（图 6-5）的重要结构，因为它附着于豌豆骨的前面。此外，豌豆骨位于小鱼际的底部，小鱼际也可以帮助定位。

三、掌骨和指骨

掌骨和指骨可以触诊到的显著结构有第 2～5 掌骨头、第 1 掌骨、掌指关节的籽骨、第 2 掌骨、第 3 掌骨、第 4 掌骨、第 5 掌骨拇指的近节指骨。

1. 触诊第 2～5 掌骨头背面观

掌骨有五块，近端与腕骨构成关节，远端与手指的近节指骨构成关节。屈曲掌指关节能显示掌骨远端的掌骨头的突起。图 6-6 为第 2～5 掌骨头背面观。

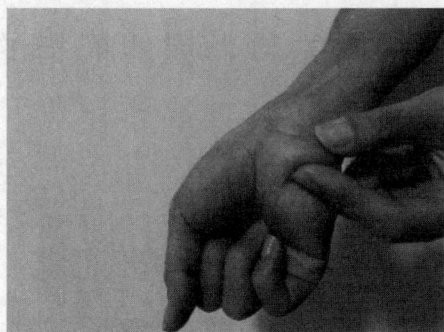

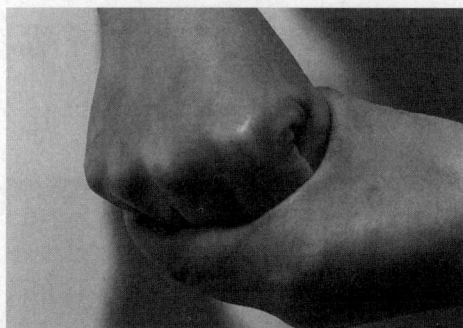

图 6-5　豌豆骨　　　　图 6-6　第 2～5 掌骨头背面观

2. 触诊第 2～5 掌骨头掌面观

手指掌指关节后伸能形成掌侧部的掌骨头的突起。图 6-7 为第 2～5 掌骨头掌面观。

3. 触诊第 1 掌骨底

第 1 掌骨底（图 6-8）呈马鞍形，仅与大多角骨形成关节（不与第 2 掌骨形成关节）。定位第 1 掌骨底对定位第 1 掌骨很重要，对定位大多角骨也很重要。

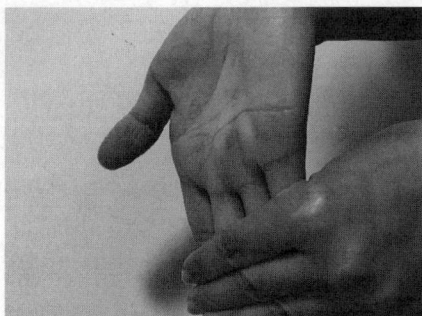

图 6-7　第 2～5 掌骨头掌面观　　图 6-8　第 1 掌骨底

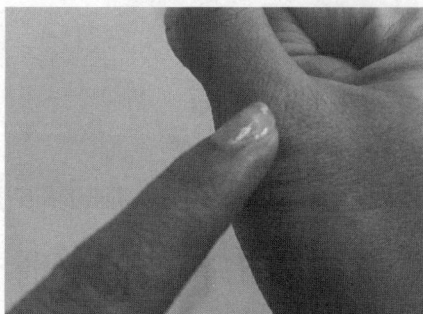

4. 触诊第 1 掌骨体

第 1 掌骨体（图 6-9）是所有掌骨中最短和最粗大的一块骨，它位于掌骨底和掌骨头之间。

5. 触诊第 1 掌骨头掌指关节

第 1 掌骨头与拇指近节指骨底构成关节，屈曲拇指的掌指关节，能更清楚地确定此结构（图 6-10）。

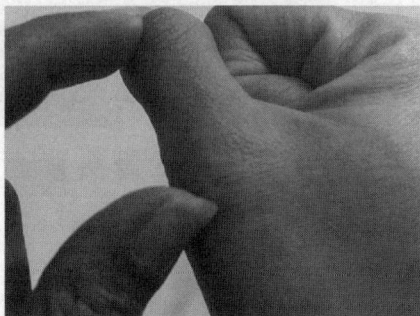

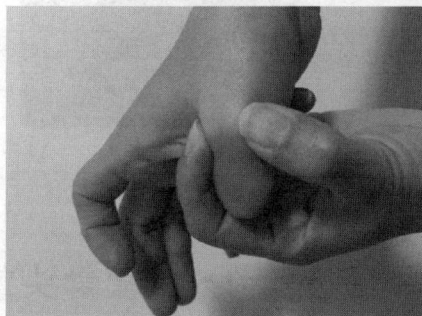

图 6-9　第 1 掌骨体　　图 6-10　第 1 掌骨头掌指关节

临床：掌指关节的扭伤比较常见。作用在外展拇指上的强烈运动打击，能造成拉伸而引致腕尺侧副韧带断裂，很难维持拇指外展的稳定性。扭伤时，触压腕尺侧副韧带能引起肿胀的关节剧痛。除了扭伤以外，掌指关节还可发生背侧或掌侧脱位。

6. 触诊掌指关节的籽骨

第 1 掌骨头的掌侧面有一条被沟分开的两个角，这两个角是由小结节状的籽骨（图 6-11）形成的，内外各一，通常在此关节水平。

籽骨位于肌腱内或关节周围（靠近关节和掌侧面），它们通常在女孩 11 岁和男孩 13 岁时出现，通常先出现内侧籽骨，然后出现外侧籽骨。临床：在肢端肥大症中，除其他症状外，籽骨的大小也会增加。

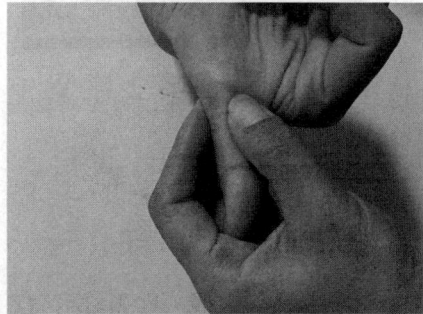

图 6-11　掌指关节的籽骨

7. 触诊第 2 掌骨

第 2 掌骨是所有掌骨中最长的一块骨，定位它的底对于触诊小多角骨很重要。图 6-12 中检查者的拇指、示指之间是第 2 掌骨。

第 2 掌骨底的中央与小多角骨相邻，外侧与大多角骨相邻，内侧与头状骨相邻。

8. 触诊第 3 掌骨

图 6-13 中检查者左手的拇指、示指之间是第 3 掌骨。第 3 掌骨底与头状骨构成关节。

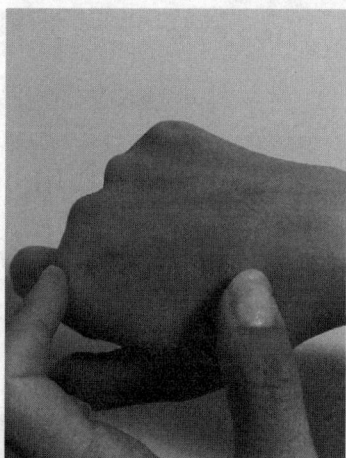

图 6-12　第 2 掌骨　　　图 6-13　第 3 掌骨

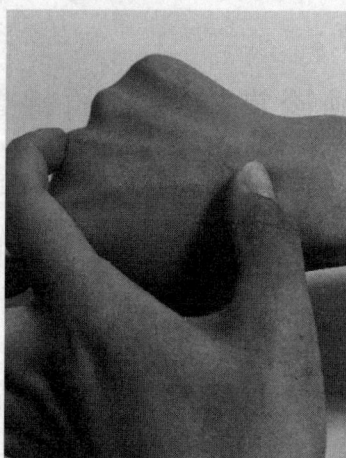

9. 触诊第 4 掌骨

检查者的触诊手法同第 2 掌骨触诊。第 4 掌骨（图 6-14）底与头状骨和钩骨形成关节。

10. 触诊第 5 掌骨

第 5 掌骨（图 6-15）是所有掌骨中最短的一块骨。检查者拇指、示指的触诊手法同第 2 掌骨触诊。检查者的拇指位于第 5 掌骨底，它与钩骨形成关节；检查者的示指位于第 5 掌骨头水平。

11. 触诊拇指的近节指骨

拇指的近节指骨（图 6-16）底有一个关节窝（关节盂），它与第 1 掌骨头构成关节。拇指的近节指骨头有一个滑车关节，占据近节指骨下端的掌侧面和下面，与远节指骨底构成关节。

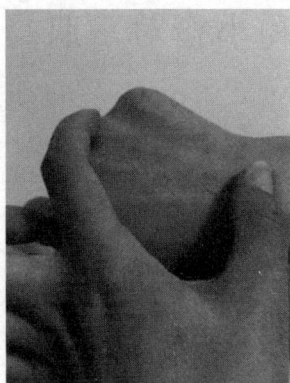

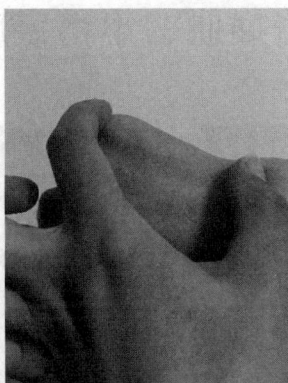

图 6-14　第 4 掌骨　　　图 6-15　第 5 掌骨　　　图 6-16　拇指的
近节指骨

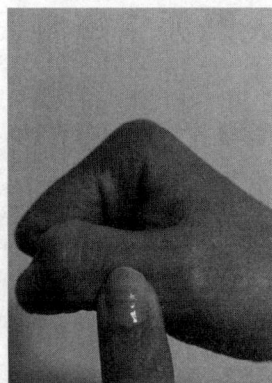

第二节 > 腕部肌性标志

一、腕部肌群触诊体验

见前一节。

二、手内肌群触诊体验

手内肌可触诊的显著结构有大鱼际、小鱼际、手掌侧的屈肌肌腱、蚓状肌、骨间掌侧和背侧肌。

1. 触诊大鱼际

大鱼际（图 6-17）有四块肌肉，分三层排列：浅层为拇短展肌，中层由拇对掌肌和拇短屈肌组成，深层为拇收肌。

2. 触诊小鱼际

图 6-18 中检查者拇指、示指之间突起的区域是小鱼际，其中央的骨性结构为第 5 掌骨。小鱼际有四块肌肉，由浅到

深依次为掌短肌、小指展肌、小指短屈肌和小指对掌肌。

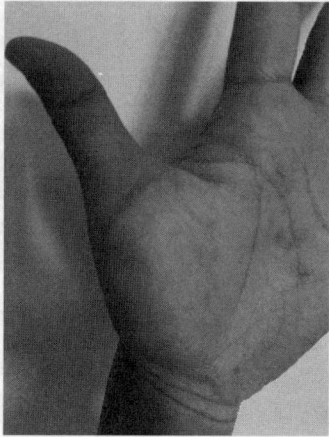 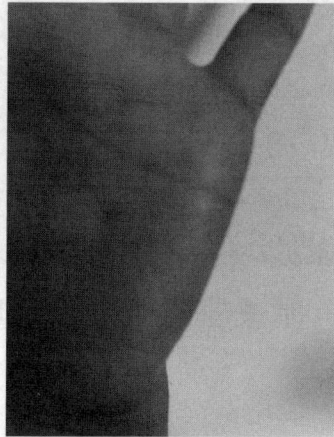

图 6-17　大鱼际　　　　图 6-18　小鱼际

3. 触诊手掌的屈指肌腱

屈指可以观察到手掌侧面第 2～5 指的屈指肌腱（图 6-19）。

4. 触诊蚓状肌

第 1 蚓状肌（图 6-20）附着于指深屈肌分布于示指的肌腱的桡侧缘。

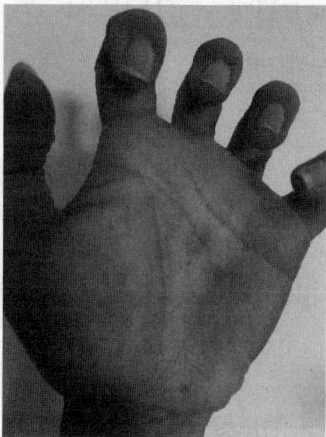 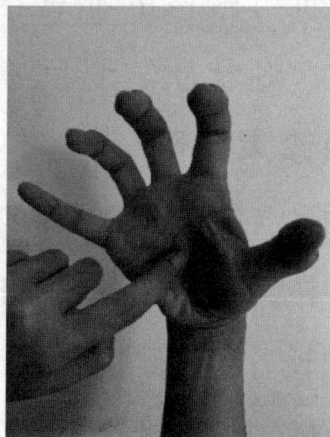

图 6-19　手掌的屈指肌腱　　　图 6-20　蚓状肌

5. 触诊蚓状肌、骨间掌侧肌和骨间背侧肌

蚓状肌、骨间掌侧肌和骨间背侧肌（图 6-21）是由 12 块肌肉组成的肌群，能够屈曲第 2～5 指的掌指关节和伸展第 2～5 指的近端和远端指间关节。

6. 触诊骨间掌侧肌和骨间背侧肌

骨间肌的作用除上述（蚓状肌、骨间掌侧肌和骨间背侧肌）描述外，骨间背侧肌（图 6-22）与分开手指有关，骨间掌侧肌与并拢手指有关。骨间肌收缩，检查者能触及掌骨间隙。

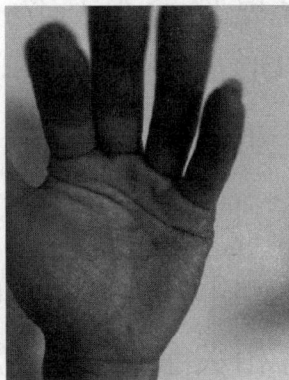

图 6-21　蚓状肌、骨间掌侧肌和骨间背侧肌

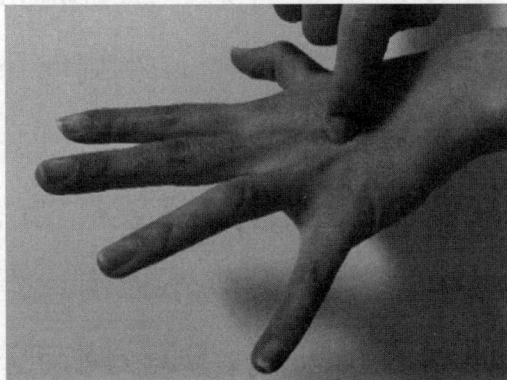

图 6-22　骨间掌侧肌和骨间背侧肌

第三节 > 腕部、手关节运动解剖体验

一、腕关节的构成

腕关节是由多关节组成的复杂关节，包括桡腕关节、腕骨间关节和腕掌关节，三个关节都相互关联（除拇指的腕掌关节外），统称为腕关节。狭义上看，腕关节是指桡骨下端

与第 1 排腕骨间的关节（豌豆骨除外），即桡腕关节；但从功能着眼，腕关节实际应包括桡腕关节、腕骨间关节及桡尺远侧关节，它们在运动上是统一的。腕关节位于腕管的深处，是完成上肢功能的主要部分，日常生活中容易引起损伤。

桡腕关节由桡骨远端、尺骨远端的三角软骨盘和近排腕骨中的舟骨、月骨、三角骨构成。腕骨间关节由近排腕骨和远排腕骨构成。腕掌关节由远排腕骨和第 2～5 掌骨基底构成，而由大多角骨与第一掌骨构成的拇指腕掌关节为一独立的关节。桡骨远端膨大，外侧向下延伸形成桡骨茎突，内侧有凹陷的关节面、桡骨尺侧切迹。尺骨头背侧向下突出为尺骨茎突，正常人桡骨茎突较尺骨茎突长 1～1.5cm。尺骨头相对于腕骨完全是关节外结构，但其外侧的半环形关节面与桡骨构成远尺桡关节，其远侧与关节盘相关节。关节盘（三角软骨盘）位于远尺桡骨之间，并将尺骨与腕关节隔开，它附着于尺骨茎突、桡骨内侧面及腕关节囊上，关节盘是尺骨远端的重要部分，具有维持远尺桡关节稳定的作用。

二、腕关节的特点

各腕骨在掌侧形成一内凹的近似弓状的腔道，称作腕管，被腕掌侧韧带覆盖，其内有屈肌腱和正中神经通过，尺神经从腕管的前面通过。正常情况下腕管内压力不高，但如有关节改变可导致神经受压。腕的屈肌腱被内衬有滑膜的腱鞘包绕，伸肌腱也有腱鞘包绕。腕关节囊附着于腕关节的边缘，各方均有韧带加强。腕关节韧带主要有：①腕掌侧韧带，以桡腕掌侧韧带最坚强，起于桡骨茎突和桡骨远端前缘，止于近排腕骨和头状骨。②腕背侧韧带，不如腕掌侧韧带坚强，主要为桡腕背侧韧带，起于桡骨远端背缘，止于近排腕骨（主要是三角骨）。③腕桡侧副韧带，由桡骨茎突至舟骨结节和大多角骨。④腕尺侧副韧带，由尺骨茎突至三角骨和豆骨。⑤腕横韧带，由舟骨结节和大多角骨至豆骨和钩骨钩。⑥腕骨间韧带，有一系列韧带紧密连接各腕骨，其附着点有血供进入腕骨内。

三、腕关节的活动度

腕关节主要具有屈和伸的功能，也有桡偏和尺偏功能。拇指的腕掌关节为具有两轴面的鞍状关节，故具有屈、伸、内收、外展、旋转及多种活动的功能。远尺桡关节与近尺桡关节共同完成前臂的旋前和旋后功能。

第四节 ▶ 腕部、手牵伸解剖体验

腕部和手部的牵伸包括腕部手部伸肌群和屈肌群的牵拉。由于相反运动的抵抗作用更强，因此僵硬的肌肉很容易受损。例如腕部的浅层肌肉桡侧腕屈肌、掌长肌、尺侧腕屈肌，这些肌肉都起自肱骨内上髁，作用是屈肘、屈腕。当反复屈肘、屈腕（例如高尔夫动作时），会出现肘关节内侧疼痛，在临床上称为"高尔夫肘"。再比如腕部的桡侧腕长伸肌、桡侧腕短伸肌、指伸肌、示指伸肌，这些肌肉都起自肱骨外上髁，作用是伸肘、伸腕。当反复伸肘、伸腕时，容易造成肘关节外侧疼痛，在临床上称为"网球肘"。

因此适度进行腕部、手部肌肉的牵拉，可以减少僵硬肌肉受损。

一、腕伸肌牵拉

（一）动作要领

跪在地上。双腕弯曲，双手背置于地面与肩同宽。手指朝向膝盖方向。肘部伸直，向后屈身（从臀部至脚跟），始终将手背置于地面。

（二）肌肉牵伸

牵伸最大的肌肉：肱桡肌、桡侧腕短伸肌、桡侧腕长伸肌、尺侧腕伸肌。

牵伸较小的肌肉：旋后肌、肱肌、肱二头肌、指总伸肌。

（三）牵伸要点

手置于膝盖前方越远的地方，牵伸力越大。

二、尺侧腕偏肌和伸肌牵伸

（一）动作要领

跪在地上。双腕弯曲，双手背置于地面。手指侧向摆，与身体的中线垂直（双手指尖相背）。肘部伸直，向后屈身（从臀部至脚跟），始终将手背置于地面。

（二）肌肉牵伸

牵伸最大的肌肉：指总伸肌、拇短伸肌、尺侧腕伸肌。

牵伸较小的肌肉：桡侧腕短伸肌、桡侧腕长伸肌、拇长伸肌、尺侧腕屈肌、肱桡肌、旋后肌、肱肌、肱二头肌。

（三）牵伸要点

手置于膝盖前方越远的地方，牵伸力越大。每只手离中线越远，牵伸的强度越大。

三、桡侧腕偏肌和伸肌牵伸

（一）动作要领

跪在地上。双腕弯曲，双手背置于地面。手指往中间摆（双手指尖相向）。肘部伸直，向后屈身（从臀部至脚跟），始终将手背置于地面。手指往中间摆（双手指尖相向）。

（二）肌肉牵伸

牵伸最大的肌肉：桡侧腕短伸肌、桡侧腕长伸肌、指总伸肌、拇短伸肌。

牵伸较小的肌肉：尺侧腕伸肌、桡侧腕屈肌、旋后肌、肱肌、肱二头肌、肱桡肌。

（三）牵伸要点

手置于膝盖前方越远的地方，牵伸力越大。每只手离身体中线的距离也影响牵伸的强度，离中线越远，牵伸力越大。

四、腕屈肌牵伸

（一）动作要点

跪在地上。双腕弯曲，双手掌着地，与肩同宽。手指朝膝盖。肘部伸直，向后屈（从臀部至脚跟），手掌平放在地面。

（二）肌肉牵伸

牵伸最大的肌肉：肱桡肌、桡侧腕屈肌、尺侧腕屈肌、指深屈肌、指浅屈肌、掌长肌。

牵伸较小的肌肉：小指短屈肌、拇长屈肌、旋前圆肌、肱肌、肱二头肌。

（三）牵伸要点

手置于离膝盖越远的前方，牵伸力越大。

五、桡侧腕偏肌和屈肌牵伸

（一）动作要点

跪在地上。双腕弯曲，双手掌着地。手指外展，与身体中线垂直。肘部伸直，向后屈身（从臀部至脚跟），双手掌始终着地。

（二）肌肉牵伸

牵伸最大的肌肉：桡侧腕屈肌、指深屈肌、指浅屈肌、掌长肌。

牵伸较小的肌肉：尺侧腕屈肌、小指短屈肌、拇长屈肌、桡侧腕短伸肌、桡侧腕长伸肌、拇短伸肌。

（三）牵伸要点

手置于离膝盖越远的前方，牵伸力越大。每只手离中线越远，牵伸力越大。

六、尺侧腕屈肌和屈肌牵伸

（一）动作要点

跪在地上。双腕弯曲，双手掌着地。手指朝中间方向（指尖相对）。肘部伸直，向后屈身（从臀部至脚跟），双手掌始终着地。

（二）肌肉牵伸

牵伸最大的肌肉：尺侧腕屈肌、指深屈肌、指浅屈肌、掌长肌。

牵伸较小的肌肉：桡侧腕屈肌、小指短屈肌、拇长屈肌、尺侧腕伸肌。

（三）牵伸要点

手置于离膝盖越远的前方，牵伸力越大。每只手离身体中线的距离越远，牵伸力越大。

七、指屈肌牵伸

（一）动作要领

坐直或站直。肘部屈至90°，腕部尽量伸展。手指朝上。右手朝左手肘关节方向推左手指。

（二）肌肉牵伸

牵伸最大的肌肉：左侧桡侧腕屈肌、左侧尺侧腕屈肌、左侧小指短屈肌、左侧指深屈肌、左侧指浅屈肌、掌长肌。

牵伸较小的肌肉：左侧拇长屈肌。

（三）牵伸要点

肘部不需要精确屈至90°，选择一个舒适的角度即可。肘部屈得越充分，推力会越往下而不是越往肘部方向。

八、指伸肌牵伸

（一）动作要领

坐直或站直。旋转左手，手掌朝上，屈肘至 90°。屈腕至 90°，屈指直至手指指向肘部。右手放在左手指尖，向下朝前臂方向压手指。

（二）肌肉牵伸

牵伸最大的肌肉：左侧桡侧腕短伸肌、左侧桡侧腕长伸肌、左侧尺侧腕伸肌、左侧指总伸肌、左侧小指伸肌、左侧食指伸肌。

牵伸较小的肌肉：左侧拇短伸肌、左侧拇长伸肌。

（三）牵伸要点

屈指（或握拳）可以提高牵伸的强度。另外，肘部不需要精确屈至 90°，选择一个舒适的角度即可。肘部屈得越充分，推力会越往下而不是越往肘部方向。

第五节 > 腕部和手部临床解剖联系

一、腱鞘囊肿

（一）概述

腱鞘囊肿是发生于关节囊或者腱鞘附近的囊肿，有单房性和多房性之分，单房性就是只有一个囊，多房性就是一个囊里面还有分隔。可理解为：囊肿长在了关节囊或者腱鞘的附近。本病好发于中青年，以女性多见。本病属于中医学"筋瘤""筋结"范畴。

（二）解剖生理

腱鞘为滑液囊的变性产物，是包绕肌腱的双层套筒结构，两端封闭，多见于运动范围最大的长肌腱，手部和足部最多。腱鞘分内、外两层，外层（壁层）为纤维膜，附着于骨或其他组织上，起到固定和保护肌腱的作用，并防止其脱位；内层（脏层）贴于肌腱表面，由滑膜细胞构成，滑膜细胞分泌滑液，有减少肌腱运动时摩擦和滋养肌腱的功能。内外层之间有隙状腔，内有少量滑液。

（三）病理病因

囊肿的外层为较坚韧的纤维结缔组织，内层系类似滑膜白色光滑的内皮膜覆盖，内容物为淡黄色澄清的胶状黏液。部分患者的囊肿基底部比较广阔，并与关节囊或腱鞘相通。经过长期的慢性炎症刺激，囊壁逐渐变厚、变硬，甚至达到与软骨硬度相似的程度。囊肿可嵌顿于关节间隙，突出于关节或腱鞘附近的皮下，形成半球形的隆起，因其外形像瘤，故又称之为"筋瘤"。日久与周围组织发生粘连，经久不愈。中医学认为本病多为外伤筋膜，邪气所居，淤滞而运化不畅，津液积聚于骨籍经络而成。

西医学对本病的发病机制尚不明确。据临床观察，本病的发生与各种急慢性外伤有一定的关系。关节囊、腱鞘及韧带中的纤维结构组织由于急性损伤或慢性劳损，局部血液循环障碍而致局限性营养不良，进而发生退行性黏液样变性，遂成囊肿。也有人认为是由于关节囊或腱鞘膜向外突出，形成疝状。

（四）临床表现

（1）囊肿多逐渐发生，成长缓慢，一般呈半球状隆起1～2cm，外形光滑，边界清楚。

（2）患者局部酸痛或疼痛，有时会向周围扩散。若囊肿和腱鞘相连，患部远端会出现软弱无力的感觉。有时囊肿可压迫其周围的神经和血管，从而出现相应的神经压迫症状。

（五）检查

（1）囊肿在皮下，出现高面，或大或小，呈圆形或者椭圆形，无明显压痛。

（2）触诊时质地较软，可有波动感，且周缘大小可能发生变动。日久囊肿可变小、变硬。

（六）诊断

（1）病史。

（2）临床表现及辅助检查。

二、桡骨茎突部狭窄性腱鞘炎

(一) 概述

桡骨茎突部狭窄性腱鞘炎是指桡骨茎突部的肌腱与纤维性鞘管壁摩擦产生炎症肿胀、疼痛的病症，是由于长期反复的拇指内收、腕部尺偏活动等因素，引起拇短伸肌和拇长展肌肌腱或腱鞘发生异常，出现桡骨茎突部位疼痛与压痛，以屈拇指握拳尺偏试验阳性为主要特征的一种伤病。本病多发于腕部操作劳动者，如瓦工、木工、家庭妇女等，女性＞男性，属于职业性劳损疾病。本病属于中医学"筋伤"范畴。

(二) 解剖生理

腱鞘是肌腱辅助装置的一种，是肌腱周围的结缔组织为适应肌腱的滑动而分化形成的包围肌腱的双层套管状结构，多见于腕、踝、指、趾等腱长且活动多的部位。腱鞘分为两层，外层为纤维性腱鞘，由深筋膜的横行、斜行纤维增厚而成，附着于骨及关节囊，对肌腱起约束、支持、滑车和增强拉力的作用。内层为滑膜性腱鞘，位于纤维性腱鞘内。滑膜鞘又分脏、壁两层，壁层衬于纤维性腱鞘的内面，在骨面形成折叠的部分称为腱系膜，包绕在肌腱表面的一层即为脏层。脏层、壁层滑膜两端封闭为盲腔，其间含有少量滑液，起润滑和保持肌腱活动度的作用。

拇短伸肌和拇长展肌起于前臂骨间膜和桡骨干，前者止于拇指近节指骨背侧基底部，后者止于第一掌骨基底部。桡骨茎突部有一窄而浅的骨沟，底面凹凸不平，沟面覆以腕背横韧带，形成一个骨纤维性鞘管。拇长展肌腱和拇短伸肌腱通过此鞘管后折成一定的角度，跨过腕关节面，进入拇指背侧。拇短伸肌和拇长展肌肌腱一起通过这一骨纤维管进入手部，此管为桡骨茎突部的凹形骨面与腕背韧带构成。腕背侧韧带将肌腱束缚在骨沟内，宽约 3cm，非常坚厚，抵于凹形骨沟的两侧边缘，与其他肌腱分开。腱鞘长 7～8cm，分内、外两层，内层与肌腱紧密黏附，外层通过滑液腔与内层分开，在两端内、外两层相互移行，构成封闭的腔隙，内、外两层之间有滑液，以防止或减少肌腱活动时的摩擦。

腱鞘管腔沟浅而狭窄，表面粗糙不平，两条肌腱被约束在这条狭窄又比较坚硬的管鞘内，手腕或者拇指活动的时候，折角角度加大。从而更增加了肌腱与鞘管壁的摩擦，久之可发生腱鞘炎，致使鞘管壁变厚，肌腱局部增粗，逐渐产生狭窄症状。尤其是拇长展肌腱，参与拇指的对掌运动，活动较多，对发病的作用最大。因为女性的肌腱折角大，所以发病率较男性高。

当拇指外展、腕向桡侧倾斜时，腕关节与前臂纵轴有100°左右的夹角；而拇指外展、腕向掌侧屈曲时，又可形成70°左右夹角，女性可小至 20°～30°。在此部位是肌腱可向几个方向急剧转折的部位，故容易发生肌腱和腱鞘的损伤。

拇短伸肌和拇长展肌腱有腱鞘包裹，共用此腱鞘。在拇指内收握拳尺偏时，此角度加大。

（三）病理病因

拇指节为手阳明大肠经筋所结，拇指牵拉损伤或外展伸屈劳损，气血瘀滞，津液滞涩，日久黏稠，致使筋肌挛结，屈伸运动受阻。腕部经常运动或者短期内过度运动，腱鞘因摩擦而产生慢性劳损或受到慢性寒冷刺激是导致本病的主要原因。

日常生活和生产劳动中，如果经常用拇指捏持操作，使两条肌腱在狭窄的管腔内不断摩擦，日久可引起肌腱、腱鞘的损伤性炎症，如果遇到寒冷则症状加重，其主要病理变化是肌腱与腱鞘发生炎症、水肿，腱鞘内、外层逐渐增厚，使本来就狭窄的腱鞘管道变得更加狭窄，以致肌腱与腱鞘之间轻度粘连，肌腱从狭窄的腱鞘内通过变得困难，临床上可产生交锁现象，影响到拇指的功能运动。由于肌腱的肿胀、受压，腱鞘内的张力增加，在腱鞘部产生肿胀疼痛。其病理特点是：腱鞘内没有分泌过多的滑液，而是组织肥厚引起疼痛。肌腱与管壁之间有条索样粘连，偶有少量肉芽组织存在。

（四）临床表现

（1）本病多发于中年女性，起病缓慢，偶有因用力过度而突然发病者。属职业劳损范围。

（2）患者自觉腕部桡骨茎突部疼痛，起初较轻，逐渐加重，可放射至手或肩臂部。严重时局部有酸胀或者烧灼感，遇寒冷或拇指运动时疼痛加剧。

（3）拇指无力，伸拇指或者外展拇指运动受限，提物乏力，尤其不能做倒水等动作。日久可引起大鱼际萎缩。

（五）检查

（1）桡骨茎突部明显压痛，并有肿胀。

（2）可触及硬结，拇指运动时有摩擦感或者摩擦音。

（3）握拳尺偏试验阳性。

（六）诊断

（1）腕部桡骨茎突部肿胀、疼痛，局部压痛。

（2）腕关节运动受限。

（3）握拳尺偏试验阳性。

三、肘管综合征

（一）概述

因肘部创伤性关节炎而出现尺神经受压，在尺侧腕屈肌两头之间有一增厚的纤维带，压迫尺神经，称之为肘管综合征。

（二）解剖生理

在肱骨内上髁与尺骨鹰嘴之间有一弧形窄而深的骨沟，有深筋膜横架于上，形成一骨性纤维鞘管，即尺神经沟，也称肘尺管。管内为尺神经及尺侧上副动脉、静脉。

（三）病理病因

肘关节骨折肘外翻畸形，尺神经受牵拉或骨折复位不良，肘管内骨质不平，尺神经受到磨损；肘管内的血管瘤、腱鞘囊肿等占位病变；骨性关节炎、类风湿关节炎、全身性疾病（如糖尿病、麻风病）等都可以产生肘管综合征。

（四）临床表现

症状早期患者常感到小指指腹麻木、不适。有时写字、用筷子动作不灵活。症状加重时，尺侧腕屈肌及环指、小指指深屈肌力弱，手内在肌萎缩，出现轻度爪形指畸形。

（五）检查

尺侧腕屈肌及环指、小指指深屈肌力弱，手内在肌萎缩，出现轻度爪形指畸形。

（六）诊断

（1）病史。

（2）临床表现。

（3）辅助检查。

四、旋前圆肌综合征

（一）概述

正中神经通过旋前圆肌或指浅屈肌时受到卡压所致。发病年龄多在 50 岁左右，女性患者多于男性，可为男性患者的 4 倍以上。

（二）解剖生理

正中神经由臂丛外侧束与内侧束共同形成，沿肱二头肌内部行走，穿过旋前圆肌二头，行于前臂正中指浅屈肌、指深屈肌之间达腕管，最后穿过掌腱膜深面到手掌，分成数支指掌侧神经。

（三）病理病因

正中神经通过旋前圆肌或指浅屈肌时受到卡压所致。

（四）临床表现

1. 主要症状

（1）疼痛　前臂近端疼痛，以旋前圆肌区疼痛为主，抗阻力旋前时疼痛加剧。疼痛可向肘部、上臂放射，也可向颈部和腕部放射。一般无夜间痛史。

（2）感觉障碍　手掌桡侧和桡侧 3 个半手指麻木，但感觉减退比较轻，反复旋前运动可使感觉减退加重。

（3）肌肉萎缩　手指不灵活，拇指、示指捏力减弱，拇指、示指对指时拇指的掌指关节、示指的近节指间关节过屈，而远节指间关节过伸，鱼际肌有轻度萎缩。

2. 体征

（1）旋前圆肌触痛、发硬。

（2）Tinel 征阳性率较高，常于发病 4～5 个月后出现。

Tinel 征是指叩击神经损伤（仅指机械力损伤）或神经损害的部位或其远侧，而出现其支配皮区的放电样麻痛感或蚁走感，代表神经再生的水平或神经损害的部位。

（3）正中神经激发试验

① 旋前圆肌激发试验：屈肘、抗阻力下使前臂做旋前动作，肌力减弱者为阳性。

② 指浅屈肌腱弓激发试验：中指抗阻力屈曲诱发桡侧 3 个半指麻木为阳性。

③ 肱二头肌腱膜激发试验：前臂屈肘 120°，抗阻力旋前，诱发正中神经支配区感觉变化为阳性。

（五）检查

（1）肌电图检查　研究发现，在肘与腕间，运动和感觉传导的减慢对诊断近端正中神经卡压无诊断价值，因为腕管综合征与旋前圆肌综合征患者均可出现正中神经传导异常。

（2）应用针电极对卡压区正中神经支配肌群进行电刺激反应诊断，通过判断肌肉失神经电位的变化，有助于诊断和鉴别诊断。

① 诊断：根据病史及临床表现，应用针电极对卡压区正中神经支配肌肉进行电刺激反应，判断肌肉失神经电位变化。

② 鉴别诊断：除需与腕管综合征进行鉴别外，尚需与胸廓出口综合征、臂丛神经炎、神经根型颈椎病等鉴别。

（六）诊断

    （1）病史。

    （2）临床表现。

    （3）辅助检查。

五、旋后肌综合征

（一）概述

这是由于桡神经深支在穿过旋后肌深、浅层之间时，受到压迫产生的一组综合征。桡神经深支也叫前臂背侧骨间神经，故该病也被称为"前臂背侧骨间神经麻痹"。

（二）解剖生理

桡神经深支在穿过旋后肌深、浅层之间，受到压迫后产生旋后肌综合征。

（三）病理病因

手工业工人、键盘操作者及某些运动员因前臂伸肌过度使用所致慢性创伤性炎症；类风湿关节炎所致非感染性炎症均可使旋后肌腱弓处增生、粘连和瘢痕形成。此外，旋后肌处良性占位性病变以及桡神经在旋后肌内行径异常，均可使神经受到过大压力而发生功能障碍。

（四）临床表现

麻痹多不完全，只有运动障碍，没有感觉障碍；肘部外侧疼痛和放射痛；局部压痛明显；桡神经深支所支配的肌肉桡侧腕短伸肌、旋后肌、尺侧腕伸肌、伸指总肌、伸小指肌、固有伸示指肌、拇长伸肌、拇短伸肌乏力，有时可发现局部肿胀或触及包块。

（五）检查

肘部外侧疼痛和放射痛；局部压痛明显；桡神经深支所支配的肌肉桡侧腕短伸肌、旋后肌、尺侧腕伸肌、伸指总肌、伸小指肌、固有伸示指肌、拇长伸肌、拇短伸肌乏力，有时可发现局部肿胀或触及包块。

（六）诊断

（1）病史。

（2）临床表现。

（3）影像学 X 线检查　局部密度减低（脂肪瘤），或肱桡关节骨性改变，均有参考意义。

六、腕管综合征

（一）概述

腕管综合征是指由于手腕部骨折、脱位或肌肉组织劳损等因素，使腕管腔狭窄，压迫行走于其间的正中神经，引起桡侧三个半手指麻木、疼痛和腕关节屈伸受限，叩击腕管及屈腕压迫试验阳性为主要特征的病症，又称"腕管狭窄症""正中神经挤压症"。本病较为常见，女性多于男性。本病属于中医学"筋伤"范畴。

(二) 解剖生理

腕关节掌侧横行韧带，桡侧附着于舟骨结节及大多角骨结节，尺侧端附着于豌豆骨以及钩状骨，该韧带与腕骨连接构成一"腕管"，是一个骨纤维管道，其背面由 8 块腕骨组成，掌面由坚韧的腕横韧带构成；腕管内除一根正中神经通过外，还有 9 根指屈肌腱通过，正中神经至腕部以下分出肌支，支配鱼际肌及第 1、2 蚓状肌。其感觉支，掌侧分布于桡侧三个半手指和鱼际皮肤，背侧分布于桡侧三个半手指的中、末节手指，所以正中神经可帮助拇指灵活运动，还可与其他手指完美协作，完成较为复杂的动作。"腕管"间隙狭窄，易产生腕管综合征。

腕管的空间狭小，组织坚韧，管内压力增加时很难释放。我们知道，肌腱具有良好的"抗压性"，而神经则最为容易受伤。

(三) 病理病因

(1) 腕部外伤 包括骨折、脱位、扭伤、挫伤，改变了腕管的形状，减少了腕管内原有的容积。

(2) 炎症改变 腕管内各肌腱周围发生慢性炎症病变，如非特异性屈肌肌腱滑膜炎、类风湿肌腱滑膜炎、急性钙化性肌腱炎等，滑膜鞘增生，体积增大。

(3) 占位性病变 腱鞘囊肿、良性/恶性肿瘤等引起腕管内容物增多。

（4）慢性劳损　如过度的掌屈、背伸，或者退行性病变，腕骨骨质增生。

（5）内分泌紊乱　多见于妊娠、哺乳、绝经期的妇女，也见于糖尿病、甲状腺功能减退的患者。

以上因素可致腕管相对或者绝对变窄，腕管内正中神经被挤压而产生神经压迫症状。

（四）临床表现

（1）初期　主要为正中神经压迫症状，患手桡侧三个半手指（拇指、示指、中指、1/2 环指）有感觉异样、麻木、刺痛。一般夜间症状较重，当手部温度增高时显著。劳累后症状加重。甩动手指，症状可缓解。偶尔向上放射至手臂、肩部。患肢可发冷、发绀、运动不利。当腕管内压力升高、正中神经受损时，最先出现的就是感觉功能障碍，比如上面提到的"三个半手指"出现麻木、疼痛、动作不灵活等症状，有的人晚上睡觉时还会被麻醒、痛醒，偶尔前臂、肘部、肩部也会隐隐作痛；手腕胀痛、无力，重复向内弯手腕后疼痛加重，需要甩手才能缓解。

（2）后期　患者出现鱼际肌（拇展短肌、拇对掌肌）萎缩、麻痹以及肌力减弱，拇指外展、对掌无力，握力减弱。拇指、示指、中指以及环指的桡侧一半感觉消失；拇指处于手掌的一侧，不能单侧外展（即拇指不能与掌面垂直）。肌萎缩程度常与病程长短有密切关系，一般病程在 4 个月后可逐步出现。

（五）检查

（1）感觉障碍　大多数患者痛觉减退，少数患者感觉敏感，温度觉、轻触觉不轻易受累，痛觉改变以拇、示、中三指末节掌面居多。

（2）大鱼际萎缩，拇指外展、对掌功能受限。

（3）手掌叩击试验阳性　叩击腕部屈面正中时，可引起手指正中神经分布的区域反射性触电样刺痛。

（4）屈腕试验阳性　屈腕试验是屈腕检查正中神经器官，检查是否有疼痛，用于诊断腕管综合征。患者双肘搁于桌上，前臂与桌面垂直，两腕自然掌屈；正中神经被压在腕横韧带近侧缘，腕管综合征者很快出现疼痛。

（5）以止血带阻断手臂血液循环（其压力应在收缩压与舒张压之间），可使症状重新出现并且加重。

（6）后期肌电图检查见大鱼际出现神经变性。

（7）X线片可见腕部骨质增生、腕骨陈旧性骨折、脱位等骨性改变的象征。

（六）诊断

（1）腕部有急性外伤史或者慢性劳损史；前者多见于青年男性，后者常见于30～60岁女性。

（2）痛觉改变以拇、示、中三指末节掌面为多。

（3）手掌叩击试验阳性。

（4）腕屈试验阳性。

七、腕关节扭伤

（一）概述

腕关节扭伤是指因直接或者间接暴力造成腕关节周围韧带、肌肉、关节囊等软组织过度牵拉而发生撕裂、出血、肌腱脱位的损伤。本病属于中医学"筋伤"范畴。

在羽毛球运动中，手腕关节损伤是较容易出现的损伤，由于羽毛球的技术要求，无论是击打、扣杀还是吊、挑、推、扑、勾等动作都要求手腕有基本的后伸和外展的动作，然后随着不同的技术要领手腕快速伸直闪动鞭打击球或手腕由后伸外展到内收内旋闪动切击球，手腕在这种快速的后伸、鞭打动作中，还不断做出不同角度内旋、外旋及屈收动作。因而手腕部的薄弱环节三角软骨盘不断受到旋转辗挤造成损伤。

（二）解剖生理

腕部结构复杂，软组织众多，既有前臂的长肌腱，亦有很多起自腕骨和掌骨处的短小手肌。上有下桡尺关节，下有尺桡韧带（为关节囊加强部分，比较松弛）、三角纤维软骨，中有腕关节，包括桡腕关节、腕骨间关节、腕掌关节。

在掌侧有腕掌侧韧带，腕掌侧韧带与腕横韧带不一样，腕横韧带是腕管综合征的解剖结构，与腕骨组成腕管。在背侧有腕背侧韧带，此韧带比较薄弱。在桡侧有桡侧副韧带，在尺侧有尺侧副韧带，各韧带都有加强稳定腕关节的作用。

桡侧副韧带位于桡腕关节的桡侧，为一圆束纤维，连于桡骨茎突尖部的背侧与舟骨结节及腕屈肌腱鞘底。其背侧与腕背关节囊相连，掌侧与桡舟头韧带相邻。根据此韧带的附着位置也可将其命名为桡舟韧带。

尺侧副韧带位于桡腕关节的尺侧，较为薄弱，无明显的韧带结构，故有人建议称为腕关节囊的尺侧结构。这些稍增厚的结缔组织呈三角形，起于尺骨茎突基底部，纤维向下与关节盘尖部的纤维交错混合，然后止于豌豆骨、三角骨及腕横韧带的上缘。所以各腕骨不是显露于皮下，而是被韧带、血管、神经及通过腕关节的伸屈腕肌腱和伸屈指肌腱所覆盖。

（三）病理病因

（1）急性损伤　在生产劳动、体育运动及日常生活中由于不慎跌扑，手掌猛力撑地或因持物而突然旋转或屈伸腕关节，造成关节周围的肌腱、韧带的撕裂伤，当暴力过大时可合并撕脱骨折和脱位。

（2）慢性劳损　腕关节过度劳累或长期反复劳作积累，使某一肌肉、韧带、肌腱处于紧张状态而受损。损伤后，肌肉、肌腱等组织局部渗出或撕裂出血，日久可致粘连。

（四）临床表现

（1）急性损伤时腕部疼痛，运动时加剧，夜间常因剧痛而致卧不安。肿胀、皮下瘀斑明显。腕关节功能受限。

（2）慢性劳损时腕关节疼痛不甚。做最大幅度运动时，伤处可有痛感，无明显肿胀，腕部常有"乏力""不灵活"之感。

（五）检查

（1）受伤部位有明显的压痛以及肿胀。

（2）腕关节活动功能受限，手指握力减弱。

（3）分离试验阳性，即做受累肌腱、韧带相反方向的被动活动，在损伤部位可出现明显的疼痛。

（4）X线片可排除腕部骨折和脱位。

（六）诊断

（1）腕部有损伤史或者劳损史。

（2）腕部疼痛、肿胀、压痛，运动时疼痛加剧。

（3）分离试验阳性。

（4）X线片除了有局部软组织肿胀阴影外，其余无明显发现，并可排除腕部骨折与脱位。

下篇

下　肢

第七章
臀部

臀是腰与腿的接合部，髋骨和骶骨组成骨盆，外附臀大肌、臀中肌、臀小肌、梨状肌。臀形态后倾，上缘为髂嵴，下界为臀沟。正立时，臀近方形，两侧臀窝显著。

第一节 > 臀部骨性标志

（一）髋骨

髋骨是不规则骨，上部扁阔，中部窄厚，有朝向下外的深窝，称髋臼；下部有一大孔，称闭孔。左、右髋骨与骶骨、尾骨围成骨盆。髋骨由髂骨、耻骨和坐骨组成，三骨会合于髋臼，16岁左右完全融合。

二维码扫码
下肢带骨-
髋骨讲解

（1）髂骨 构成髋骨上部，分为肥厚的髂骨体和扁阔的髂骨翼。髂骨体构成髋臼的上 2/5，翼上缘肥厚，形成弓形的髂嵴。髂嵴前端为髂前上棘，后端为髂后上棘。髂前上棘后方 5～7cm 处，髂嵴外唇向外突起，称髂结节，它们都是重要的体表标志。在髂前上棘、髂后上棘的下方各有一薄锐突起，分别称髂前下棘和髂后下棘。髂后下棘下方有深陷的坐骨大切迹。髂骨翼内面的浅窝称髂窝，髂窝下界有圆钝骨嵴，称弓状线。髂骨翼后下方粗糙的耳状关节面称耳状面，与骶骨的耳状面相关节。耳状面后上方有髂粗隆，与骶骨间借韧带相连接。髂骨翼外面称为臀面，有臀肌附着。

（2）坐骨 构成髋骨下部，分坐骨体和坐骨支。体组成髋臼的后下 2/5，后缘有尖形的坐骨棘，棘下方有坐骨小切迹。坐骨棘与髂后下棘之间为坐骨大切迹。坐骨体下后部向前、向上、向内延伸为较细的坐骨支，其末端与耻骨下支结合。坐骨体与坐骨支移行处的后部是粗糙的隆起，为坐骨结节，是坐骨最低部，可在体表扪到。

（3）耻骨 构成髋骨前下部，分体和上、下二支。体组成髋臼前下 1/5。与髂骨体的结合处上缘骨面粗糙隆起，称髂耻隆起，由此向前内伸出耻骨上支，其末端急转向下，成为耻骨下支。耻骨上支上面有一条锐嵴，称耻骨梳，向后移行于弓状线，向前终于耻骨结节，是重要体表标志。耻骨结节到中线的粗钝上缘为耻骨嵴，也可在体表扪到。耻骨上、下支相互移行处内侧的椭圆形粗糙面，称耻骨联合面，两侧联合面借软骨相接，构成耻骨联合。耻骨下支伸向后下外，与坐骨支结合，这样，耻骨与坐骨共同围成闭孔。

髋臼由髂骨、坐骨、耻骨三骨的体合成。窝内半月形的关节面称月状面。窝的中央未形成关节面的部分，称髋臼窝。髋臼边缘下部的缺口称髋臼切迹。

(二) 髋骨骨性标志触诊体验

髋骨上能够触摸到的骨性标志有髂嵴、髂嵴结节、髂前上棘、耻骨联合、耻骨结节、髂后上棘、坐骨结节。

1. 触诊髂嵴

髂嵴前部附着有腹外斜肌、腹内斜肌、腹横肌以及阔筋膜张肌。髂嵴后部附着有背阔肌、腰方肌和骶腰或髂肋肌。

2. 触诊髂嵴结节

髂嵴结节位于髂嵴前弯曲的最高处，自髂窝向外突出。触诊髂骨上缘厚度，可用拇指、示指沿着髂嵴从前向后触诊。

3. 触诊髂前上棘

髂前上棘位于髂嵴的最前部，极易触及。检查者将其挟持在左手拇指、示指之间即能清晰显示。此结构的外侧面有阔筋膜张肌和缝匠肌附着。

4. 触诊耻骨联合

提示：耻骨联合是微动关节，两侧耻骨关节面通过纤维软骨联合，纤维软骨中外周的纤维和中央的凝胶组成。

检查者置拇指于两侧耻骨之间，加压能感知耻骨联合相对应的耻骨间盘。

5. 触诊耻骨结节

检查者两手平放，与两侧大转子等高，拇指向内水平移动至耻骨区，可触及棘状的骨性突起，即是耻骨结节。

耻骨结节位于耻骨上支的内侧部，非常靠近耻骨联合，更确切的是靠近耻骨嵴和闭孔嵴的交界处。耻骨结节是耻骨体的最高处。耻骨结节有腹股沟韧带附着，此附着的内侧有不同腹肌和部分长收肌的腱膜附着。

6. 触诊髂后上棘

髂后上棘朝向骶髂关节，在体表是一浅的凹陷，其大小因人而异。最后端可触及髂后上棘，继续向下是髂骨后缘结合处，该处有一浅窝，正是髂小切迹的位置。

7. 触诊坐骨结节

坐骨结节呈椭圆形，其后上端粗大，下端狭小，沿髋骨下缘延伸，髋关节屈曲使其接近体表，能更好地触诊。

也可以取俯卧位，在臀襞中点可触及坐骨结节。

第二节 > 臀部肌性标志

一、腹股沟-股外侧区

（一）触诊体验

① 臀中肌。

② 阔筋膜张肌。

③ 股直肌。

④ 缝匠肌。

腹股沟外侧区呈尖向上的三角形，此区域边界如下。

●尖（近侧）由髂前上棘组成。

●外侧界由阔筋膜张肌组成。

●内侧界由缝匠肌组成。

●底为三角形间隙，由股直肌组成，近侧端是上述二肌联合。

注：上述肌肉界定的此区域属于股区。

（二）腹股沟股外侧区的肌群参与的运动

1. 阔筋膜张肌

① 前屈、外展和内旋髋关节。

② 后伸膝关节，当膝关节屈曲时参与外旋。

③ 它与鹅足肌（指缝匠肌、股薄肌和半腱肌）共同作用能保证膝关节的横向平衡。

2. 缝匠肌

① 前屈、外展和外旋髋关节。

② 前屈和内旋膝关节。

③ 在矢状面稳定骨盆。

④ 使骨盆前倾。

⑤ 与鹅足肌的其他肌肉（半腱肌和股薄肌）共同稳定膝关节的外侧。

3. 股直肌

伸膝关节和前屈髋关节。

（三）神经支配

① 缝匠肌：股神经（第2、第3腰神经）。

② 股四头肌：股神经（第2、第3、第4腰神经）。

③ 阔筋膜张肌：臀上神经（第4、第5腰神经）。

（四）下肢肌

1. 阔筋膜张肌

（1）起止点及作用

起点：起自髂前上棘。

止点：止于胫骨外侧髁。

作用：使阔筋膜紧张并屈髋。

二维码扫码
下肢肌肉构成
的重要结构
讲解

（2）触诊阔筋膜张肌　检查者置阻力于股前内侧面，被检查者抵抗阻力地屈曲髋关节，可在股近侧端出现两块肌肉，外侧的即是阔筋膜张肌。此肌位于髂前上棘和股骨大转子之间。

2. 缝匠肌

（1）起止点及作用

起点：起于髂前上棘。

止点：止于胫骨上端的内侧面。

作用：屈髋和屈膝关节，并使已屈的膝关节旋内。

（2）触诊缝匠肌　手法与触诊阔筋膜张肌相同。检查者置阻力于股前内侧面，被检查者抵抗阻力地屈曲髋关节，此肌是股部近侧端两个突起的肌肉中的内侧肌。此肌附着于髂

前上棘相应的骨性机构。

注：缝匠肌组成腹股沟-股外侧区的内侧界，它同时是腹股沟-股内侧区（股三角）的外侧界。

3. 股直肌

（1）起止点及作用

起点：起自髂前下棘。

止点：胫骨粗隆。

作用：是膝关节强有力的伸肌，股直肌还可屈髋关节。

（2）触诊股直肌　在外侧的阔筋膜张肌和内侧的缝匠肌之间的凹陷内可以触及股直肌的近侧部。在放松的状态下，股直肌的近侧端易于触及。髋关节屈曲状态，嘱被检查者"收缩—放松"相关的肌肉（伸直膝关节），更易感受到肌纤维。

在此水平（近侧端），此肌附着于髂前下棘（直肌腱）和髋臼上窝（反转肌腱）。

二、腹股沟-股内侧区（股三角）

（一）触诊体验

① 缝匠肌。

② 髂腰肌。

③ 耻骨肌。

④ 长收肌。

⑤ 股三角的尖，缝匠肌和长收肌之间的交接点。

股三角为尖向下的三角形，边界如下：

●底边（近侧部）由腹股沟韧带组成，位于髂前上棘和耻骨结节之间。

●外侧界由缝匠肌组成。

●内侧界由长收肌组成。

●尖（远侧端）为缝匠肌和长收肌之间的交接点。

●底壁由内侧的耻骨肌和外侧的髂腰肌组成。此二肌共同形成一条凹向前的沟，股三角中有通往下肢的股神经、股动脉和股静脉，以及淋巴结。

注：缝匠肌、长收肌和耻骨肌属于股部的肌肉。

（二）腹股沟-股内侧区肌群的运动

1. 缝匠肌的运动

① 髋关节的前屈、内收和旋外运动。

② 膝关节的屈曲和旋内运动。

③ 在矢状面稳定骨盆。

④ 使骨盆前倾。

⑤ 与其他的鹅足肌（半腱肌和股薄肌）共同稳定膝关节的外侧。

2. 髂腰肌的运动

（1）当躯干水平附着点固定时

① 髋关节前屈及轻微旋外。

② 髋关节轻微内收。

（2）当股骨水平附着点固定时

① 髂肌：使骨盆屈曲和前倾。

② 腰大肌：使腰部的脊柱前屈、向同侧侧屈和向对侧旋转。

3. 收肌群（耻骨肌和长收肌）的运动

① 内收髋关节。

② 外旋髋关节，但是其内侧部分（大收肌的下束或垂直束）参与旋内。

③ 除了大收肌垂直束，收肌群参与髋关节屈曲，尤其是屈曲到一定程度（45°）时，可以转而成为伸肌。

④ 与外展肌平衡，稳定骨盆。

4. 股薄肌的运动

① 膝关节的屈曲和内旋。

② 髋关节的内收和内旋。

（三）神经支配

① 缝匠肌：股神经（第1、第2、第3腰神经）。

② 腰大肌：腰丛（第1、第2、第3腰神经）。

③ 髂肌：股神经（第2、第3、第4腰神经）。

④ 耻骨肌：股神经＋闭孔神经（第2、第3、第4腰神经）。

⑤ 长收肌：股神经＋闭孔神经（第2、第3、第4腰神经）。

⑥ 股薄肌：闭孔神经（第2、第3、第4腰神经）。

⑦ 髂肌：股神经（第 2、第 3、第 4 腰神经）。

⑧ 腰大肌：腰神经的前支（第 1、第 2、第 3 腰神经）。

（四）肌肉

1. 长收肌

（1）起止点及作用

起点：大腿内侧上部浅层。

止点：耻骨结节附近。

作用：使大腿在髋关节内收、旋外，大腿屈。

（2）触诊长收肌　被检查者屈髋、屈膝、下肢外展。嘱被检查者抵抗阻力地内收下肢，在股前内侧面即可出现收缩的长收肌。

2. 耻骨肌

（1）起止点及作用

起点：大腿内侧上部浅层。

止点：耻骨上支。

作用：使大腿在髋关节屈、内收、旋外。

（2）触诊耻骨肌　耻骨肌位于长收肌外侧的凹陷中。耻骨肌组成了股三角的底壁内侧部。缝匠肌出现在检查者左手拇指、示指之间（检查者的手抵抗被检查者的髋关节前屈和内收），检查者右手示指、拇指显示的是耻骨肌。

3. 髂腰肌

（1）起止点及作用

起点：腰大肌起自第 12 胸椎、1～5 腰椎体侧面和横突；髂肌起自髂窝。

止点：股骨小转子。

作用：使大腿在髋关节屈和旋外，一侧收缩，躯干侧屈，两侧收缩，躯干前屈和骨盆前倾。

（2）触诊髂腰肌　检查者右手置于缝匠肌靠近髂前上棘起始处的内侧。由于此处是覆盖髋关节前面的髂耻面，因而可以触及髂腰肌，其内侧有耻骨肌。当屈髋时，在髂耻隆起水平可触及髂腰肌的收缩。

（3）触诊髂腰肌近端　确定标志：检查者左手放在被检查者的前额，被检查者对抗其做仰卧起坐动作，以使腹直肌收缩；检查者右手拇指置于脐上，中指放在髂前上棘，示指放在拇指和中指连线上的腹直肌外侧缘。

三、臀区

臀区后部外侧观如下。

① 上界：髂嵴。

② 下界：臀襞。

③ 内侧界：髂嵴和它延续的尾骨。

④ 外侧界：从髂前上棘至大转子向下的一条假想的垂直线，与臀襞及它外侧的延长线的交点。

⑤ 臀襞。

⑥ 臀大肌。

（一）浅层

1. 臀大肌后外侧面观

① 臀大肌。

② 臀襞。

臀区的浅层由臀大肌一块肌肉组成。

2. 运动

① 髋关节伸肌。

② 髋关节旋外肌。

③ 在矢状面稳定骨盆。

④ 使骨盆后倾。

3. 神经支配

臀下神经（第 5 腰神经，第 1、第 2 骶神经）。

4. 臀大肌

（1）起止点及作用

起点：髂骨翼外侧后面、骶骨背面。

止点：臀肌粗隆、髂胫束。

作用：使大腿在髋关节伸及旋外，肌肉的上半部分使大腿外展，下半部分使大腿内收。两侧收缩使躯干后伸，维持身体直立。

（2）触诊臀大肌　髂嵴、股骨大转子和坐骨结节是臀区最基本的骨性标志。臀襞几近水平位，大致与臀大肌下缘相一致，稍斜向下外侧。检查时，要求被检查者大腿前面抬高离开检查台，屈膝，腰部固定。检查者右手下压大腿后下部以防止膝部活动，左手即可触及臀大肌的收缩。可与对侧松弛的臀大肌相比较。

（二）中层

1. 臀区前面外侧观

① 臀中肌。

② 阔筋膜张肌。

③ 腹直肌。

④ 缝匠肌。

臀区的中层由臀中肌一块肌肉组成。

2. 运动

（1）当骨盆附着点固定时

① 外展髋关节。

② 前部肌纤维前屈和内旋髋关节。

③ 后部肌纤维后伸和外旋髋关节。

（2）当股骨附着点固定时　在矢状面稳定骨盆。

3. 臀中肌

（1）起止点及作用

起点：臀大肌深面，髂骨翼外面。

止点：股骨大转子。

作用：外展髋关节、前部肌束内旋髋关节、后部肌束外旋髋关节。

（2）触诊臀中肌　基本的骨性标志是髂嵴前部和大转子上缘。嘱被检查者髋关节抵抗阻力外展，检查者右手拇指、示指之间即是收缩的臀中肌。然后置被检查者髋关节于外展和屈曲位，嘱被检查者快速、不断地内旋髋关节，能更好地触诊。此时阔筋膜张肌位于臀中肌的下前方。

4. 神经支配

臀上神经（第 5 腰神经、第 1 骶神经）。

5. 触诊臀中肌和阔筋膜张肌

辨明臀中肌和阔筋膜张肌的位置。

（三）深层

1. 臀区的后外侧面观

臀区深层包括：臀小肌、盆-转子肌群。盆-转子肌群包括：梨状肌、上孖肌和下孖肌、闭孔内肌、股方肌、闭孔外肌。

注：臀小肌被臀中肌腹覆盖。经臀大肌可触及其深层的肌肉。

2. 运动

（1）臀小肌的运动

① 髋关节旋内。

② 髋关节外展。

③ 在矢状面固定骨盆。

④ 参与髋关节的前屈。

（2）骨盆-转子肌群的运动

① 它们全体参与髋关节的旋外运动。

② 当梨状肌在股骨附着端固定时，它外展和稳定髋关节。

③ 股方肌内收髋关节。

注：当髋关节外展时，盆-转子肌群使髋关节旋外。当髋关节屈曲时，盆-转子肌群使髋关节水平外展。

3. 神经支配

① 臀小肌：臀上神经（第 4、第 5 腰神经，第 1 骶神经）。

② 下孖肌和股方肌：下孖肌神经＋股方肌神经（第 4、第 5 腰神经，第 1 骶神经）。

③ 闭孔外肌：闭孔神经（第 3、第 4、第 5 腰神经）。

④ 梨状肌：梨状肌神经（第 5 腰神经，第 1、第 2 骶神经）。

⑤ 闭孔内肌和上孖肌：闭孔神经和上孖肌神经（第 5 腰神经，第 1、第 2 骶神经）。

4. 臀小肌

（1）起止点及作用

起点：臀中肌深面，髂骨翼外面。

止点：股骨大转子前缘。

作用：外展髋关节、前部肌束内旋髋关节、后部肌束外旋髋关节。

（2）触诊臀小肌　检查者右手拇指、示指置于大转子上缘和髂嵴最前部之间。检查者左手支撑被检查者的股、膝和小腿的内侧面，右手拇指和其他手指之间即是阔筋膜张肌。被检查者从最初屈膝、屈髋关节各 90°的姿势，变为髋关节内旋，胫骨带动"向上"。检查者可以在手指下感受到肌块的收缩，此肌即是阔筋膜张肌。臀小肌和臀中肌位于此肌腹的后上方。

5. 梨状肌

（1）起止点及作用

起点：第 2～4 骶椎前面骶前孔两侧。

止点：股骨大转子。

作用：外展、外旋髋关节。

（2）触诊梨状肌　梨状肌位于臀区。为了感受其在臀肌肌块深面的位置，必须确定以下两个骨性标志：大转子上缘和骶骨外侧缘。梨状肌是介于上述两个结构之间的肌肉。被检查者俯卧。梨状肌横位，恰好位于骶骨侧缘的外侧，检查者手指置于大转子的上缘。

6. 闭孔内肌

（1）起止点及作用

起点：闭孔筋膜内面。

止点：股骨转子窝。

作用：外旋髋关节。

（2）触诊闭孔内肌　检查者两指平坐骨小切迹水平加压触摸，可以触及闭孔内肌的收缩。此骨性结构与此肌等高。

7. 上、下孖肌

（1）起止点及作用

起点：上孖肌附着于坐骨棘的外侧面。下孖肌附着于坐骨结节的上极。

止点：转子窝。

作用：使髋关节旋外。

（2）触诊上、下孖肌　检查者双手加压触摸坐骨小切迹水平。从这点开始向着大转子方向移动，即可触及相关的肌肉（上、下孖肌伴随闭孔内肌一直到它们在股骨上的附着点）。

8. 股方肌

（1）起止点及作用

起点：起于（内侧）坐骨结节的外侧面。

止点：止于（外侧）转子间嵴外侧的大转子的后面。

作用：使髋关节旋外。

（2）触诊股方肌　被检查者侧卧，稍屈髋，检查者左手于膝外侧面加压对抗髋关节的外旋和外展。由于臀大肌充分松弛，检查者右手可以在坐骨结节和股骨大转子之间，经臀大肌感受到股方肌的收缩。

9. 闭孔外肌

（1）起止点及作用

起点：起于髋骨、闭孔膜周边骨的外侧面、闭孔膜和坐骨下支的上缘。

止点：止于大转子内侧面的转子间窝。

作用：使髋关节旋外。

（2）触诊闭孔外肌　被检查者膝、髋屈曲90°，触诊时，检查者右手拇指置于长收肌和股薄肌之间。检查者用右上肢提供对抗髋外旋的阻力，同时要求被检查者完成一系列的收缩和放松运动，拇指下可以感觉到由于肌肉活动而绷紧的闭孔外肌。

第三节 > 臀部关节运动解剖体验

一、骶髂关节

（一）骶髂关节的构成

骶髂关节由髂骨的耳状面与骶骨的耳状面构成。关节面扁平，彼此对合非常紧密，属平面关节。

（二）骶髂关节的特点

关节囊紧张，紧贴于关节面周缘，其周围有许多强韧的韧带加强，关节腔狭小，呈裂隙状。

（三）骶髂关节的活动度

骶髂关节活动性很小，有利于支持体重和传递重力。至老年部分关节面融合，关节活动基本消失。

二、耻骨联合

（一）耻骨联合的构成

耻骨联合由两侧耻骨联合面借纤维软骨构成的耻骨间盘连接构成。耻骨间盘中往往出现一矢状位的裂隙，女性较男性裂隙大，孕妇和经产妇尤为显著。在耻骨联合的上方、下方分别有连接两侧耻骨的耻骨上韧带和耻骨弓状韧带。

（二）耻骨联合的特点

耻骨联合的活动甚微，但在分娩过程中，耻骨间盘中的裂隙增宽，以增大骨盆的径线。

（三）耻骨联合的活动度

耻骨联合的活动比较小，但在分娩过程中，耻骨间盘中的裂隙增宽，以增大骨盆的径线，便于分娩。

三、骨盆

（一）骨盆的构成

骨盆由左、右髋骨和骶骨、尾骨以及其间的骨连结构成，人体直立时，骨盆向前倾斜，两侧髂前上棘与两耻骨结节位于同一冠状面内，此时，尾骨尖与耻骨联合上缘位于同一水平面上。骨盆可由骶骨岬向两侧经弓状线、耻骨梳、耻骨结节至耻骨联合上缘构成的环形界线，分为上方的大骨盆（又称假骨盆）和下方的小骨盆（又称真骨盆）。大骨盆由界线上方的髂骨翼和骶骨构成。由于骨盆向前倾斜状，故大骨盆几乎没有前壁。

小骨盆是大骨盆向下延伸的骨性狭窄部，可分为骨盆上口、骨盆下口和骨盆腔。骨盆上口由上述界线围成，呈圆形或卵圆形。骨盆下口由尾骨尖、骶结节韧带、坐骨结节、坐骨支、耻骨下支和耻骨联合下缘围成，呈菱形。两侧坐骨支与耻骨下支连成耻骨弓，它们之间的夹角称为耻骨下角。

（二）骨盆的特点

骨盆上口、下口之间的腔称为骨盆腔。骨盆腔也称为固有盆腔，该腔内有直肠、膀胱和部分生殖器官。骨盆腔是一前壁短、侧壁和后壁较长的弯曲通道，其中轴为骨盆轴，分娩时，胎儿循此轴娩出。

男性直立时，骨盆两髂前上棘和耻骨联合位于同一冠状面内；在女性，其髂前上棘更前倾约 1cm。骨盆有明显的性别差异，因女性骨盆与孕育胎儿及分娩密切相关。男性与女性骨盆的差异主要存在于小骨盆，大骨盆也有相应的表现：①女性骨盆较男性小而较轻；肌、肌腱和韧带附着处的标志不及男性明显；骶骨底、耳状面和髋臼都较小，耻骨联合也较宽而短。②女性骨盆上口、下口的横径与矢径的绝对值比男性大；因女性的耻骨体与耻骨嵴较长，故髋臼至耻骨联合的距离比髋臼本身的直径大；女性耻骨弓的夹角约为 90° 或更大，而男性为 70°～75°；女性的坐骨结节稍翻向外侧，坐骨大切迹的夹角较大，因而尾骨更偏向后方，骶骨的嵴也不及男性显著。③女性骨盆的假骨盆较宽，髂窝较浅，两侧髋臼间的距离较大，闭孔略呈三角形；整个骨盆较短而宽。

骨盆的连接主要是耻骨联合和骶髂关节（见"耻骨联合与骶髂关节"），此外，尚有一些重要韧带，即：①髂腰韧带，强韧肥厚，张于第 5 腰椎横突与髂嵴后分之间，其一部分延至髂窝和骶骨盆面，叫做骶腰韧带。②骶结节韧带，强韧宽阔，由髂后上棘、髂后下棘及骶骨和尾骨后面开始，斜向下外，集中附着于坐骨结节内侧缘。③骶棘韧带，纤维起自骶骨和尾骨的外侧缘，向下集中附着于坐骨棘。骶结节韧带和骶棘韧带将坐骨大切迹和坐骨小切迹围成坐骨大孔和坐骨小孔。闭孔膜是封闭闭孔的纤维性膜（可视为连接耻骨上支、下支和坐骨支的宽薄韧带），其上份与闭孔沟共同围成闭膜管。

（三）骨盆的活动度

骨盆的活动度很小。

四、髋关节

（一）髋关节的构成

髋关节由髋臼与股骨头构成，属球窝关节。髋臼的周缘附有纤维软骨构成的髋臼唇，以增加髋臼的深度。

（二）髋关节的特点

髋臼切迹被髋臼横韧带封闭，使半月形的髋臼关节面扩大为环形以紧抱股骨头。髋臼窝内充填有脂肪组织。髋关节的关节囊坚韧致密，向上附着于髋臼周缘及横韧带，向下附着于股骨颈，前面达转子间线，后面包罩股骨颈的内侧 2/3（转子间嵴略上方处）。使股骨颈骨折有囊内、囊外骨折之分。关节囊周围有多条韧带加强。

（1）髂股韧带　最为强健，起自髂前下棘，呈人字形向下经囊的前方止于转子间线。可限制大腿过伸，对维持人体直立姿势有很大作用。

（2）股骨头韧带　位于关节内，连接股骨头凹和髋臼横韧带之间，为滑膜所包被，内含营养股骨头的血管。当大腿半屈并内收时，韧带紧张，外展时韧带松弛。

（3）耻股韧带　由耻骨上支向外下于关节囊前下壁与髂股韧带的深部融合。可限制大腿的外展及旋外运动。

（4）坐股韧带　加强关节囊的后部，起自坐骨体，斜向外上与关节囊融合，附着于大转子根部。可限制大腿的旋内运动。

（5）轮匝带　是关节囊的深层纤维围绕股骨颈的环形增厚，可约束股骨头向外脱出。

（三）髋关节的活动度

髋关节可作三轴的屈、伸、展、收、旋内、旋外以及环转运动。由于股骨头深藏于髋臼内，关节囊相对紧张而坚韧，又受多条韧带限制，其运动幅度远不及肩关节，但具有最大的稳固性，以适应其承重和行走的功能。

第四节 > 臀部牵伸解剖体验

一、坐姿髋外回旋肌和髋伸肌牵伸

（一）动作要领

坐在地上，左腿在前方伸直。屈右膝，右腿平摆抵住左大腿内侧。尽量向左膝弯腰（平直进行），直到开始有点牵伸的感觉（微疼）。弯腰时，左膝尽量往地面压。弯腰时，双手向左脚方向伸。

（二）肌肉牵伸

牵伸最大的肌肉：臀中肌和臀小肌、梨状肌、上孖肌和下孖肌、闭孔外肌和闭孔内肌、股方肌、竖脊肌、背阔肌下部、半腱肌、半膜肌、股二头肌、臀大肌、腓肠肌。

牵伸较小的肌肉：比目鱼肌、跖肌。

（三）牵伸要点

从髋关节部位向前弯腰。保持躯干平直，不要弯背。躯干右倾会减少身体右侧牵伸最大的肌肉的牵伸，增加身体左侧牵伸最大的肌肉的牵伸。可以变换这种牵伸，使之包括小腿肌（比目鱼肌、腘肌、趾长屈肌、拇长屈肌、胫骨后肌、腓肠肌、跖肌）。为了涉及这些额外的肌肉，伸出左臂，抓住左脚，慢慢将脚趾朝膝盖方向掰（背屈姿势）。

二、髋外回旋肌牵伸

（一）动作要领

左腿直立，膝盖伸直。面对一个与髋部水平或比髋部稍低的支撑面（桌子或横杆）。右腿在髋部弯曲成 90°左右靠在支撑面上，右小腿外侧尽可能在支撑面上平放（可以在脚和右腿的小腿部位垫上毛巾或枕头）。躯干尽量朝右脚方向下压，右膝尽量在支撑面上放平。

（二）肌肉牵伸

牵伸最大的肌肉：臀大肌、臀中肌、臀小肌、右侧梨状肌、右侧上孖肌、右侧下孖肌、右侧闭孔内肌、右侧闭孔外肌、右侧股方肌、竖脊肌下部、左侧背阔肌。

牵伸较小的肌肉：右侧阔筋膜张肌、背阔肌下部、斜方肌下部。

（三）牵伸要点

从髋关节部位向前弯腰。保持躯干平直，不要弯背。将桌子、凳子或其他表面的高度增至高于髋部 $30\sim61cm$，可以增强这些肌肉群的牵伸。

三、仰卧髋外回旋肌和髋伸肌牵伸

（一）动作要领

在舒适的表面仰卧。右腿外展时，屈右膝，将右脚转至身体的矢状线（指向左膝盖）。左腿保持平直时，右手抓住右膝，左手抓住右踝关节，将小腿整体向胸部拉。

（二）肌肉牵伸

身体右侧牵伸最大的肌肉：臀大肌、臀中肌、臀小肌、梨状肌、上孖肌、下孖肌、闭孔外肌、闭孔内肌、股方肌、背阔肌下部、竖脊肌。

左腿牵伸较小的肌肉：半腱肌、半膜肌、股二头肌、臀中肌（如果腿平放在地上）。

（三）牵伸要点

将踝部提至头部，甚至超过头部，可以将前面提到的肌肉牵伸到最大程度。

四、仰卧髋外回旋肌和髋伸肌牵伸（双腿交叉）

（一）动作要领

在舒适的表面仰卧。屈左腿，膝盖抬离地面，但左脚仍放在地面上。屈右膝，右踝关节交叉于左膝之上。双手抓住左腿膝关节下方一点。尽量将左膝和弯曲的右膝朝胸部方向拉，直到能感觉到有轻微的牵伸（微疼）。

（二）肌肉牵伸

牵伸最大的肌肉：臀大肌、臀中肌、臀小肌、梨状肌、上孖肌、下孖肌、闭孔外肌、闭孔内肌、股方肌、背阔肌下部、竖脊肌。

牵伸较小的肌肉：臀大肌、臀中肌。

（三）牵伸要点

采用卧姿做这种牵伸。

五、髋外回旋肌和背伸肌牵伸

（一）动作要领

右腿伸直坐在地上。屈左腿，左脚放在右膝的外侧。屈右臂，右肘的外侧贴着被抬起的左膝的外侧。左手在左髋部附近的地面上。右肘贴着左膝，尽量将身体转到左侧。为了保持左膝稳定的姿势，右肘要保持足够的压力。

（二）肌肉牵伸

牵伸最大的肌肉：臀大肌、臀中肌、臀小肌、梨状肌、上孖肌、下孖肌、闭孔外肌、闭孔内肌、股方肌、背阔肌下部。

牵伸较小的肌肉：臀中肌、竖脊肌、背阔肌下部。

（三）牵伸要点

不要下腰或向前弯腰。

六、髋伸肌和背伸肌牵伸

（一）动作要领

在舒适的表面仰卧。朝胸部方向屈左膝。保持右腿平直，双手抓住左膝，尽量向胸部方向拉。

（二）肌肉牵伸

牵伸最大的肌肉：臀大肌、竖脊肌、背阔肌下部。

牵伸较小的肌肉：半腱肌、半膜肌、股二头肌、臀中肌。

（三）牵伸要点

将膝部向腋窝而不向胸部方向提拉，可以增强肌肉牵伸。做这种训练双腿可以同时进行，但没有单腿进行效果好。

七、站姿屈膝髋内收肌牵伸

（一）动作要领

双腿站立，略宽于肩，左脚外展。身体（髋部）成半蹲姿势，屈右膝，左脚向左滑出直至伸直左膝为止。身体下蹲时，双手放在右膝上以获得支撑和平衡（或抓住某一物体以保持平衡）。

（二）肌肉牵伸

牵伸最大的肌肉：左侧股薄肌、左侧大收肌、左侧长收肌、左侧短收肌、左侧耻骨肌、左侧缝匠肌的中部和下部、左侧半腱肌、左侧半膜肌。

牵伸较小的肌肉：左侧腓肠肌和左侧比目鱼肌中部、左侧趾长屈肌。

（三）牵伸要点

躯干尽可能保持正直。用脚内侧支撑左腿会感到更舒服些。为了增强牵伸，可以将身体向右侧屈，同时用双手下压右边的大腿。

八、坐姿髋内收肌牵伸

（一）动作要领

盘膝端坐（屈膝，双脚脚底相互接触）。双脚跟尽量靠近臀部（距离取决于柔韧性的强弱）。双手抓住脚或在踝部略靠上的部位，双肘展开并在膝盖略靠下的部位触腿。躯干向腿的方向屈，压迫大腿下部，牵伸时用肘下压。

（二）肌肉牵伸

牵伸最大的肌肉：股薄肌、大收肌、长收肌、短收肌、耻骨肌、缝匠肌中部、竖脊肌下部、背阔肌下部。

牵伸较小的肌肉：臀大肌、臀中肌后部。

（三）牵伸要点

两脚跟越靠近臀部，牵伸越大。将脚跟放在离臀部30cm的地方可以增强臀大肌、臀中肌和竖脊肌的牵伸，对内收肌起点的牵伸最大。

九、站姿抬腿髋内收肌牵伸

（一）动作要领

站直，重心在左腿。右脚放在与髋部几乎水平的桌子、椅子或其他物体上。右膝盖保持挺直，向一侧转体以使躯干、左腿与抬起的右腿成90°（右腿可以旋转，以使右膝盖对着侧面）。左膝和脚趾对着前方（在髋部的正前方）。左膝微屈，但右膝挺直。双臂放在左腿前，手掌接近地面。也可以将左手放在左膝，右手放在右膝外侧。朝左膝方向微微屈体。

（二）肌肉牵伸

牵伸最大的肌肉：右侧股薄肌、右侧大收肌、右侧短收肌、右侧长收肌、右侧缝匠肌中部。

牵伸较小的肌肉：右侧腓肠肌中部、右侧比目鱼肌。

（三）牵伸要点

右膝一定要保持正直。交替手的位置能产生更大的牵伸，尤其是用右手压右膝时。左膝越弯曲，牵伸力越大。

第五节 ＞ 臀部临床解剖联系

一、梨状肌综合征

（一）概述

梨状肌综合征是指梨状肌急性或慢性损伤时，发生炎症反应，刺激或压迫坐骨神经，出现臀部及下肢的放射性痛，又称为"梨状肌损伤""梨状肌孔狭窄综合征"。本病是引起干性坐骨神经痛的常见原因。多见于青壮年。本病属于中医伤科足少阳经筋病。

根性坐骨神经痛是指椎管内或根管处组成坐骨神经的腰骶神经根在受到各种病变刺激或者压迫时引起的疼痛，因病变在椎管内或根管处，故称为根性坐骨神经痛；椎间孔以外的坐骨神经干段受到各种病变的刺激或压迫而引起的疼痛，称为干性坐骨神经痛。

(二) 解剖生理

梨状肌位于臀部中层，起自第 2～4 骶椎前面的骶前孔外侧，肌纤维向外下方穿过坐骨大孔出骨盆至臀部，形成狭窄的肌腱止于股骨大粗隆。受第 1、第 2 对骶神经支配。梨状肌在伸髋时能使髋关节外旋，屈髋时可使髋外展外旋。

梨状肌把坐骨大孔分成了两部分，即梨状肌上孔、下孔。在梨状肌上方有臀上神经和臀上动静脉通过，在梨状肌下方有两组血管神经束通过，内侧为阴部血管神经束、股后皮神经、臀下神经血管束，外侧为坐骨神经或者其两大分支，即腓总神经以及胫神经。坐骨神经大多数是经梨状肌的下孔穿过到达臀部，但少数坐骨神经可发生变异，即从梨状肌肌腹中穿出，或者坐骨神经高位分支，由于上述变异，梨状肌损伤常常影响坐骨神经而产生症状。

梨状肌在臀部体表投影为：自尾骨尖至髂后上棘连线中点到大转子尖画一条线，此线中内 2/3 即为梨状肌肌腹的下缘在体表的投影。

(三) 病理病因

(1) 损伤 梨状肌急慢性损伤多由间接外力所致，如闪、扭、下蹲、跨越等，尤其在下肢外展、外旋位突然用力；或者外展、外旋蹲位突然起立；或者在负重时，髋关节突然内收、内旋，使梨状肌受到过度牵拉而致撕裂损伤。其病理表现为梨状肌撕裂、局部出血、水肿，引起无菌性炎症，肌肉产生保护性痉挛，日久还可出现局部粘连，从而刺激或压迫周围的神经、血管而产生下肢放射性痛。

（2）变异 梨状肌与坐骨神经关系密切。正常情况下，坐骨神经紧贴梨状肌下孔穿过骨盆到臀部，临床约占 62％。而梨状肌变异或者高位分支占 38％，这种变异是指梨状肌和坐骨神经的位置发生改变，共有两种类型：一种是坐骨神经高位分支，即坐骨神经在梨状肌处就分为腓总神经和胫神经，腓总神经从梨状肌肌腹穿出，而胫神经在梨状肌下孔穿出，约占 35％；另一种是坐骨神经从梨状肌肌腹中穿出，或从梨状肌上孔穿出，约占 3％。在临床上梨状肌因损伤或者风寒湿邪，即可使梨状肌痉挛收缩，导致梨状肌营养障碍，出现弥漫性水肿、炎症而使梨状肌肌腹钝厚、松软、弹性下降等，使梨状肌上孔、下孔变狭窄，从而刺激或压迫坐骨神经而出现一系列临床症状。

（四）临床表现

（1）疼痛 轻者患侧臀部有深层疼痛、不适或有酸胀感，重者疼痛可呈牵拉样、烧灼样、刀割样或呈跳痛，且有紧缩感，疼痛可沿着坐骨神经分布区域出现下肢放射性痛。卧床休息时疼痛减轻，坐位、行走或者弯腰时加重。偶尔有小腿外侧麻木，会阴部下坠不适。

（2）运动受限 患侧下肢不能伸直，自觉下肢缩短，间歇性跛行或呈鸭步移行、髋关节外展、外旋运动受限。

（3）咳嗽、大便、喷嚏时疼痛加剧。

梨状肌综合征的典型症状为患侧臀部疼痛，常为慢性，也可急性发作，久坐或久站后症状加重，活动后可部分缓解；疼痛或感觉异常常沿臀部向股外侧、股后侧放射，伴有患肢麻木、乏力、跛行等；部分患者可代偿性地出现头、颈、胸、腹、腹股沟、腰骶等部位的疼痛。体格检查可有梨状肌、骶髂关节、坐骨结节部位的压痛，患侧臀部可触及条索状或腊肠状物，牵拉患肢后疼痛可部分缓解；慢性患者可出现臀肌萎缩、患肢短缩，部分患者可代偿性地出现颈椎、胸椎、腰椎的压痛及活动范围缩小。

（五）检查

（1）压痛　沿梨状肌体表投影区深层有明显压痛，有时沿着坐骨神经分布区域出现放射性痛、麻。

（2）肌肉痉挛　在梨状肌体表投影区可触及条索样改变或者弥漫性肿胀的肌束隆起。日久可出现臀部肌肉松弛、无力，严重时出现萎缩。

（3）患侧下肢直腿抬高试验，在 60°以前疼痛明显，当超过 60°时疼痛反而减轻。

（4）梨状肌紧张试验阳性　患者仰卧位于检查床上，将患肢伸直，做内收、内旋动作，如坐骨神经有放射性疼痛，再迅速将患肢外展外旋，疼痛随即缓解，即为梨状肌紧张试验阳性。这是梨状肌综合征的常用检查方法。

（5）患侧下肢不能伸直，自觉下肢缩短、跛行或呈"鸭步"步态。

（6）X线片可排除髋关节骨性病变。

（六）诊断

（1）有损伤或受凉病史　大部分患者有髋部扭闪或蹲位负重起立外伤史，部分患者有臀部受凉史。

（2）梨状肌痉挛，体表投射区深压痛。

（3）直腿抬高试验<60°疼痛，>60°疼痛反而减轻。

（4）梨状肌紧张试验阳性。

（5）X线片排除髋部骨性病变。

本病以梨状肌痉挛、炎症水肿为病理特点。推拿治疗的关键是缓解梨状肌痉挛，接触对神经、血管的压迫；同时加速血液循环，促进新陈代谢，有利于损伤组织的修复。因梨状肌位置较深，临床常用按揉法和弹拨法操作。治疗时避免使用蛮力。以及，目前梨状肌综合征容易被误诊，腰椎间盘突出症也可伴随梨状肌综合征。

二、臀上皮神经炎

（一）概述

臀上皮神经在其行经途中的骨纤维管、筋膜的出入点、神经本身等因损伤、水肿、粘连而受到牵拉或压迫，引起相应神经支配区域部位疼痛的综合征。

（二）解剖生理

臀上皮神经主要由 L1～3 脊神经后支的外侧支构成，个别有胸 12、腰 4 脊神经的参与。经过骶棘肌外缘传出腰背筋膜，越过髂嵴进入臀部，行于皮下浅筋膜，并可达到大腿后外侧中下 1/3，这也是本病引起腘窝痛的原因。

（三）病理病因

腰部是人体活动中枢，腰部的重要肌肉骶棘肌和背阔肌在运动过程中受力很大，容易受损而痉挛，腰部深浅筋膜也容易被拉伤，所以臀上皮神经及其骨性纤维通道多被周围的肌肉筋膜所牵拉挤压，可摩擦、刺激神经使之水肿增粗，出现腰臀部疼痛。

另外，臀部脂肪组织较少的患者，因臀部外伤或突然不协调的扭转或持久牵拉（如持久弯腰姿势）或持久的挤压（紧勒裤腰带）导致脂肪被挤出，牵拉或压迫神经产生症状，同时臀大肌、臀中肌受寒受凉引起肌肉强直收缩或其他原因臀肌强直收缩痉挛侵及臀上皮神经而成症状。

腰臀部的急慢性肌肉劳损、肌肉筋膜炎、腰椎退行性病变、骶髂关节和髋关节的炎症都是引起臀上皮神经炎的诱因。

（四）临床表现

多数患者有腰臀部闪挫、扭伤史，一侧腰臀部疼痛、刺痛、酸痛或撕裂样痛，疼痛常常是持续性的，很少间断，急性期较剧烈，可有下肢牵扯痛，但多不过膝，体位改变或咳嗽可加重疼痛，患者做弯腰向健侧扭转可使臀部出现牵扯痛最为典型。慢性者上述症状较缓和，一般仅感腰部酸胀无力，久坐后站立或久卧翻身时引起腰痛，往往需腰部逐渐挺直后症状方能缓解。患者惧怕持久腰部屈曲姿势，如下蹲、坐矮凳、睡软床等。

（五）检查

（1）髂嵴最高点下方2～3cm处压痛明显，压痛点往往可触及一滚动条索样物，重压可引起或加重下肢反射痛。

（2）神经系统检查无深、浅感觉障碍，腱反射阴性，直腿抬高试验阴性。

（六）诊断依据

（1）多有腰臀部外伤史或感受寒凉史。

（2）腰臀部疼痛，可呈刺痛、酸痛或撕裂样疼痛。

（3）部分患者可出现臀上区皮肤感觉障碍，弯腰受限，不能屈髋，行走困难。

（4）压痛点位于髂嵴中点下方3～4cm，即臀上神经入臀点，位置固定，可有向臀下及大腿后方的放射感。

（5）压痛点深部可触及条索状隆起，慢性患者该部压痛和胀麻现象较轻，可有臀部肌肉萎缩。

（6）腰部肌肉紧张、痉挛，腰部前屈受限。

（7）部分患者直腿抬高受限。但无神经刺激症状。

（8）影像学检查　腰椎、骨盆X线片无特异性表现。

第八章
股部

第一节 ▶ 股部骨性标志

股骨是人体最长、最结实的长骨，长度约为体高的 1/4，分一体两端。上端有朝向内上前的股骨头，与髋臼相关节。股骨头中央稍下有小的股骨头凹。股骨头下外侧的狭细部称股骨颈。股骨颈与股骨体连接处上外侧的方形隆起，称大转子；内下方的隆起，称小转子，有肌肉附着。大转子、小转子之间，前面有转子间线，后面有转子间嵴。大转子是重要的体表标志，可在体表扪到。

股骨体略弓向前，上段呈圆柱形，中段呈三棱柱形，下段前后略扁。股骨体后面有纵行骨嵴，为粗线。此线上端分叉，向上外延续于粗糙的臀肌粗隆，向上内侧延续为耻骨肌线。粗线下端也分为内、外两线，二线间的骨面为腘面。粗线中点附近，有口朝下的滋养孔。

下端有两个向后突出的膨大，为内侧髁和外侧髁，内、外侧髁的前面、下面和后面都是光滑的关节面。两髁前方的关节面彼此相连，形成髌面，与髌骨相接。两髁后分之间的深窝称髁间窝。两髁侧面最突起处，分别为内上髁和外上髁。内上髁上方的小突起，称收肌结节。它们都是在体表可扪到的重要标志。

1. 触诊大转子

被检查者仰卧，下肢稍外展，在髋关节外展时所形成的皮肤凹陷处即可触及股骨大转子。这种姿势使周围的肌肉最松弛，有利于触诊股骨大转子的不同部分：上缘、下缘、前缘、后缘、外侧面。

2. 触诊大转子上缘

附着于此的肌肉是梨状肌。

3. 触诊大转子前缘

附着于此的肌肉是臀小肌。

4. 触诊大转子外侧面

附着于此的肌肉是臀中肌。

5. 触诊大转子下缘

附着于此的肌肉是股外侧肌。

6. 触诊大转子后缘

附着于此的肌肉是股方肌。

7. 触诊小转子

先确定长收肌和股薄肌之间的凹陷。被检查者仰卧，髋关节和膝关节放松并维持内收，在股薄肌和长收肌之间的凹陷处可触及小转子。检查者用左手背面支撑被检查者小腿的外侧面，随着髋关节外旋，股骨小转子向前移动。右手的拇指在长收肌和股薄肌之间软组织的深面滑动，即可触及较硬的股骨小转子。

第二节 > 股部肌性标志

一、股前区肌群

股部前内侧面由股前肌群组成，包括以下肌肉。

视频扫码
大腿肌讲解

1. 缝匠肌

（1）起止点及作用

起点：髂前上棘的外侧面和阔筋膜张肌附着处前方。

止点：经大腿的前面，斜向下内，止于胫骨上端的内侧面。

作用：屈髋和屈膝关节，并使已屈的膝关节旋内。在矢状面上固定骨盆。

（2）触诊缝匠肌的远侧部　嘱被检查者伸直膝关节至完全伸直位，同时轻微使髋关节旋外。在膝关节的内侧，检查者双手之间的突起即是缝匠肌的肌腹。

2. 股四头肌

股四头肌是全身最大的肌肉，有四个头，即股直肌、股内侧肌、股外侧肌和股中间肌。

（1）起止点及作用

起点：股直肌起自髂前下棘；股内侧肌和股外侧肌分别起自股骨粗线内侧唇、外侧唇；股中间肌位于股直肌的深面，在股内侧肌、股外侧肌之间，起自股骨体的前面。

止点：四个头向下形成一腱，包绕髌骨的前面和两侧，向下续为髌韧带，止于胫骨粗隆。

作用：是膝关节强有力的伸肌，股直肌还可屈髋关节。

（2）触诊股四头肌肌腱　检查者置于膝关节下的右手是为了方便被检查者相关关节的收缩运动。嘱被检者反复收缩、舒张股四头肌，检查者左手在被检查者膝上并朝向检查台轻压，在髌骨上方、股内侧肌和股外侧肌之间可触及股四头肌肌腱。

（3）触诊股内侧肌　为了确定股内侧肌，被检查者必须伸直膝关节。检查者右手背面置于被检查者腘窝处，嘱被检查者朝向检查台伸膝下压。检查者左手在股部的下内侧部可触及股内侧肌。

（4）触诊股外侧肌　股外侧肌的近侧部位于髂胫束的前方和后方（检查者拇指和示指之间）。

（5）触诊腹直肌　被检查者轻微屈曲髋关节和膝关节，检查者右手置于被检查者的足跟下方，以便于调控此姿势。大多数被检查者在股部内侧面可以显示收缩的股直肌，其内侧为股内侧肌，外侧为股外侧肌。

（6）触诊髌韧带　检查者用拇指和示指捏住髌韧带的两个外侧缘。髌韧带可以在膝关节屈曲和伸直时非常容易触及。

3. 阔筋膜张肌

（1）起止点及作用

起点：髂前上棘的外侧面和髂嵴外侧唇的前端。

止点：胫骨外侧踝的踝下结节。

作用：紧张阔筋膜，屈髋关节，大腿屈和旋内。

（2）触诊阔筋膜张肌　被检查者髋关节轻微屈曲并旋内，在其外踝上方朝向下肢远端施加压力，以抵抗髋关节外展。在此姿势下，髋关节首先外展和屈曲，然后旋内，嘱被检查者依照上述的顺序反复运动。可以更好地定位阔筋膜张肌的肌腹。此肌的肌腹在臀中肌前方，髂前上棘和大转子前缘之间。

（3）触诊髂胫束整体观　检查者的左手显示阔筋膜张肌，右手置于髂胫束的肌腱。

（4）触诊髂胫束的肌腱　被检查者膝关节屈曲，足置于检查台上。嘱其轻微伸膝，以便在膝关节外侧部显示出髂胫束或者触及髂胫束。这时再做小腿的旋内运动也可以使髂胫束更明显。

二、股后区肌群

股后区肌群主要有股二头肌、半腱肌、半膜肌。

1. 股二头肌

位于大腿后侧，由长头和短头两个部分组成。

（1）起止点及作用

起点：长头起自坐骨结节，短头起自股骨粗隆。

止点：腓骨头。

作用：屈曲膝关节和扩展髋关节。

（2）触诊股二头肌远侧部　检查者左手握持被检查者的足跟，对抗膝关节屈曲，同时以前臂前面支撑足的外侧缘并对抗膝关节的旋外。检查者右手示指所示的肌腱就是股二头肌肌腱，出现在膝部外侧，其附着点恰好在腓骨头的前方。

（3）触诊股二头肌长头　沿着股二头肌远侧端在腓骨头的附着点，其长头的肌腹斜行向上、向内与内侧腘绳肌（半腱肌与半膜肌）会合。

（4）触诊股二头肌短头　股二头肌短头肌腹，沿着其远侧端与股二头肌长头共同附着点，垂直向上、向外，然后附着于股骨粗线。

2. 半腱肌

位于大腿后面内侧。

（1）起止点及作用

起点：坐骨结节。

止点：胫骨上端内侧。

作用：使小腿在膝关节处屈和旋外，当小腿伸直时，可使大腿后伸。

（2）触诊胫骨内侧缘的半腱肌肌腱　检查者右手握持胫骨内侧缘，中指勾住半腱肌肌腱。在膝关节屈曲时，股薄肌腱位于半腱肌肌腱的前方。

（3）触诊半腱肌肌腱　被检查者俯卧，检查者左手握持足跟并阻止膝关节的屈曲和旋内，半腱肌肌腱位于半膜肌的后外侧部、股部的后内侧面。

3. 半膜肌

位于半腱肌深面。

（1）起止点及作用

起点：坐骨结节。

止点：胫骨内侧髁后面。

作用：使小腿在膝关节处屈和旋外，当小腿伸直时，可使大腿后伸。

（2）触诊半膜肌肌腱　此处的骨性标志是由胫骨内侧髁的内侧面和后面形成的角，小腿处于外旋位有利于定位此骨性结构。

检查左手对抗膝关节的屈曲和内旋，右手寻找手指下扁厚的条索状肌腱。在远侧，此肌腱反转位于胫骨内侧水平沟内、胫骨副韧带下方。

（3）触诊半膜肌整体观　半膜肌肌腹位于手指下，在半腱肌和股薄肌肌腱之间，同样可以触及此肌腱。

三、股部内收肌群

1. 耻骨肌

（1）起止点及作用

起点：浅层附着于髂耻隆起至耻骨棘之间的耻骨嵴，深层附着于耻骨下沟的前唇。

止点：附着于股骨粗线中上。

作用：将大腿向内收紧。

（2）触诊耻骨肌　被检查者屈曲髋关节和膝关节，检查者轻微施加压力对抗其髋关节内收，此时在其股部近侧端出现一个三角形的凹陷（底在上方），耻骨肌即在三角形的底上。

2. 长收肌

（1）起止点及作用

起点：耻骨下支和坐骨结节。

止点：股骨粗隆线内侧。

作用：将大腿向内收紧。

（2）触诊长收肌　被检查者屈曲髋关节和膝关节，同时带动髋关节水平外展。检查者右手握持其股部内侧面，并用前臂对抗被检查者水平内收的运动。在做上述两个动作时，被检查者的股部内侧面出现一条重要的肌块，它就是长收肌。

3. 短收肌

（1）起止点及作用

起点：短收肌附着于大收肌的前上方、耻骨下支的表面。

止点：股骨粗线中部的三叉分支的外侧。

作用：将大腿向内收紧并屈曲髋关节。

（2）触诊短收肌　检查者右手支撑于被检查者膝下，逐渐带动其下肢使髋关节外展，同时嘱被检查者抵抗阻力内收。股薄肌即呈一条索状出现在股部内侧面。检查者左手在短收肌和长收肌之间滑向股部最近侧，以便触诊短收肌。由于女性股薄肌形成的肌性标志常被脂肪组织覆盖，所以检查时需要嘱咐被检查者最大限度地外展髋关节，然后嘱咐被检查者抵抗阻力内收髋关节。这种手法能够更好地定位股薄肌，有助于触诊手指在股薄肌和长收肌之间滑行寻找短收肌。

4. 大收肌

（1）起止点及作用

起点：耻骨下支、坐骨支、坐骨结节，位于大腿内侧。

止点：止于股骨粗隆线内侧。

作用：将大腿向内收紧并屈曲髋关节。

（2）触诊大收肌后束的远侧端肌腱　此处重要的骨性标志是大收肌结节，重要的肌性标志是股内侧肌。此肌腱在检查者手指下呈现为较厚的圆柱形条索。

（3）触诊大收肌后束（远侧部）　先定位股内侧肌的后部，后寻找大收肌肌腱，它在手指下呈现扁平的圆柱形条索。

（4）触诊大收肌浅束的外侧部　检查者左手在长收肌和股薄肌之间滑动，在股部内侧面，其手指内侧和深面就是大收肌浅束的外侧部。

（5）触诊大收肌中间束的外侧部　检查者右手支撑被检查者的下肢，带动其髋关节外展，以便显示其内收肌群，尤其是长收肌和股薄肌。检查者左手在上述二肌之间滑动，可以触及大收肌的外侧部（中间束）。

5. 股薄肌

（1）起止点及作用

起点：耻骨下支。

止点：胫骨上端内侧。

作用：使大腿屈、内收、小腿屈、旋内。

（2）触诊股部的股薄肌　检查者右手支持被检查者的下肢并使髋外展，要求被检查者对抗阻力内收髋关节，在大腿内侧面即可触及收缩的股薄肌。检查者用左手示指和中指呈钩状触摸，可将股薄肌与其他肌肉分开。

第三节 > 股部关节运动解剖体验

一、髋关节

（一）髋关节的构成

髋关节由髋臼与股骨头构成，属球窝关节。髋臼的周缘附有纤维软骨构成的髋臼唇，以增加髋臼的深度。

（二）髋关节的特点

髋臼切迹被髋臼横韧带封闭，使半月形的髋臼关节面扩大为环形以紧抱股骨头。髋臼窝内充填有脂肪组织。

髋关节的关节囊坚韧致密，向上附着于髋臼周缘及横韧带，向下附着于股骨颈，前面达转子间线，后面包罩股骨颈的内侧 2/3（转子间嵴略上方处）。股骨颈骨折有囊内、囊外骨折之分。关节囊周围有多条韧带加强。

（1）髂股韧带　最为强健，起自髂前下棘，呈人字形向下经囊的前方止于转子间线。可限制大腿过伸，对维持人体直立姿势有很大作用。

（2）股骨头韧带　位于关节内，连接股骨头凹和髋臼横韧带，为滑膜所包被，内含营养股骨头的血管。当大腿半屈并内收时韧带紧张，大腿外展时韧带松弛。

（3）耻股韧带　由耻骨上支向外下于关节囊前下壁与髂股韧带的深部融合。可限制大腿的外展及旋外运动。

（4）股韧带　加强关节囊的后部，起自坐骨体，斜向外上与关节囊融合，附着于大转子根部。可限制大腿的旋内运动。

（5）轮匝带　是关节囊的深层纤维围绕股骨颈的环形增厚，可约束股骨头向外脱出。

（三）髋关节活动度检查

髋关节可做三轴的屈、伸、展、收、旋内、旋外以及环转运动。由于股骨头深藏于髋臼内，关节囊相对紧张而坚韧，又受多条韧带限制，其运动幅度远不及肩关节，但具有最大的稳固性，以适应其承重和行走的功能。

第四节 > 股部牵伸解剖体验

一、坐姿髋外回旋肌和髋伸肌牵伸

(一) 动作要领

坐在地上，左腿在前方伸直。屈右膝，右腿平摆抵住左大腿内侧。上身尽量向左膝弯腰（平直进行），直到开始有点牵伸的感觉（微疼）。弯腰时，左膝尽量往地面压，同时，双手向左脚方向伸。

(二) 肌肉牵伸

牵伸最大的肌肉：臀中肌和臀小肌、梨状肌、上孖肌和下孖肌、闭孔外肌和闭孔内肌、股方肌、竖脊肌、背阔肌下部、半腱肌、半膜肌、股二头肌、臀大肌、腓肠肌。

牵伸较小的肌肉：比目鱼肌、跖肌。

(三) 牵伸要点

从髋关节部位向前弯腰。保持躯干平直，不要弯背。躯干右倾会减少身体右侧牵伸最大的肌肉的牵伸，增加身体左侧牵伸最大的肌肉的牵伸。可以变换这种牵伸，使之包括小腿肌（比目鱼肌、腘肌、趾长屈肌、拇长屈肌、胫骨后肌、腓肠肌、跖肌）。为了涉及这些额外的肌肉，伸出左臂，抓住左脚，慢慢将脚趾朝膝盖方向掰（背屈姿势）。

二、髋外回旋肌牵伸

（一）动作要领

左腿直立，膝盖伸直。面对一个与髋部水平或比髋部稍低的支撑面（桌子或横杆）。右腿在髋部弯曲成 90°左右靠在支撑面上，右小腿外侧尽可能在支撑面上平放（可以在脚和右腿的小腿部位垫上毛巾或枕头）。躯干尽量朝右脚方向下压，右膝尽量在支撑面上放平。

（二）肌肉牵伸

牵伸最大的肌肉：臀大肌、臀中肌、臀小肌、右侧梨状肌、右侧上孖肌、右侧下孖肌、右侧闭孔内肌、右侧闭孔外肌、右侧股方肌、竖脊肌下部、左侧背阔肌。

牵伸较小的肌肉：右侧阔筋膜张肌、背阔肌下部、斜方肌下部。

（三）牵伸要点

从髋关节部位向前弯腰。保持躯干平直，不要弯背。将桌子、凳子或其他表面的高度增至高于髋部 30～61cm，可以增强这些肌肉群的牵伸。

三、仰卧髋外回旋肌和髋伸肌牵伸

（一）动作要领

在舒适的表面仰卧。右腿外展时，屈右膝，将右脚转至身体的矢状线（指向左膝盖）。左腿保持平直时，右手抓住右膝，左手抓住右踝关节，将小腿整体向胸部拉。

（二）肌肉牵伸

牵伸最大的肌肉：臀大肌、臀中肌、臀小肌、梨状肌、上孖肌、下孖肌、闭孔外肌、闭孔内肌、股方肌、背阔肌下部、竖脊肌。

牵伸较小的肌肉：半腱肌、半膜肌、股二头肌、臀中肌（如果腿平放在地上）。

（三）牵伸要点

将踝部提至头部，甚至超过头部，可以将前面提到的肌肉牵伸到最大程度。

四、仰卧髋外回旋肌和髋伸肌牵伸（双腿交叉）

（一）动作要领

在舒适的表面仰卧。屈左腿，膝盖抬离地面，但左脚仍放在地面上。屈右膝，右踝关节交叉于左膝之上。双手抓住左腿膝关节下方一点。尽量将左膝和弯曲的右膝朝胸部方向拉，直到能感觉到有轻微的牵伸（微疼）。

（二）肌肉牵伸

牵伸最大的肌肉：臀大肌、臀中肌、臀小肌、梨状肌、上孖肌、下孖肌、闭孔外肌、闭孔内肌、股方肌、背阔肌下部、竖脊肌。

牵伸较小的肌肉：臀大肌、臀中肌。

（三）牵伸要点

采用站姿做这种牵伸，效果要差一些，而且更难以保持平衡。

五、髋外回旋肌和背伸肌牵伸

（一）动作要领

右腿伸直坐在地上。屈左腿，左脚放在右膝的外侧。屈右臂，右肘的外侧贴着被抬起的左膝的外侧。左手在左髋部附近的地面上。右肘贴着左膝，尽量将身体转到左侧。为了保持左膝稳定的姿势，右肘要保持足够的压力。

（二）肌肉牵伸

牵伸最大的肌肉：臀大肌、臀中肌、臀小肌、梨状肌、上孖肌、下孖肌、闭孔外肌、闭孔内肌、股方肌、背阔肌下部、竖脊肌。

牵伸较小的肌肉：臀大肌、臀中肌、竖脊肌、背阔肌下部。

（三）牵伸要点

不要下腰或向前弯腰。

六、髋伸肌和背伸肌牵伸

（一）动作要领

在舒适的表面仰卧。朝胸部方向屈左膝。保持右腿平直，双手抓住左膝，尽量向胸部方向拉。

（二）肌肉牵伸

牵伸最大的肌肉：臀大肌、竖脊肌、背阔肌下部。

牵伸较小的肌肉：半腱肌、半膜肌、股二头肌、臀中肌。

（三）牵伸要点

将膝部向腋窝而不向胸部方向提拉，可以增强肌肉牵伸。做这种训练双腿可以同时进行，但没有单腿进行效果好。

七、站姿屈膝髋内收肌牵伸

（一）动作要领

双腿站立，略宽于肩，左脚外展。身体（髋部）成半蹲姿势，屈右膝，左脚向左滑出直至伸直左膝为止。身体下蹲时，双手放在右膝上以获得支撑和平衡（或抓住某一物体以保持平衡）。

（二）肌肉牵伸

牵伸最大的肌肉：左侧股薄肌、左侧大收肌、左侧长收肌、左侧短收肌、左侧耻骨肌、左侧缝匠肌的中部和下部、左侧半腱肌、左侧半膜肌。

牵伸较小的肌肉：左侧腓肠肌和左侧比目鱼肌中部、左侧趾长屈肌。

（三）牵伸要点

躯干尽可能保持正直。用脚内侧支撑左腿会感到更舒服些。为了增强牵伸，可以将身体向右侧屈，同时用双手下压右边的大腿。

八、坐姿髋内收肌牵伸

（一）动作要领

盘膝端坐（屈膝，双脚脚底相互接触）。双脚跟尽量靠近臀部（距离取决于柔韧性的强弱）。双手抓住脚或在踝部略靠上的部位，双肘展开并在膝盖略靠下的部位触腿。躯干向腿的方向屈，压迫大腿下部，牵伸时用肘下压。

（二）肌肉牵伸

牵伸最大的肌肉：股薄肌、大收肌、长收肌、短收肌、耻骨肌、缝匠肌中部、竖脊肌下部、背阔肌下部。

牵伸较小的肌肉：臀大肌、臀中肌后部。

（三）牵伸要点

双脚跟越靠近臀部，牵伸越大。将脚跟放在离臀部30cm的地方可以增强臀大肌、臀中肌和竖脊肌的牵伸，对内收肌起点的牵伸最大。

九、站姿抬腿髋内收肌牵伸

（一）动作要领

站直，重心在左腿。右脚放在与髋部几乎水平的桌子、椅子或其他物体上。右膝盖保持挺直，向一侧转体以使躯干、左腿与抬起的右腿成 90°（右腿可以旋转，以使右膝盖对着侧面）。左膝和脚趾对着前方（在髋部的正前方）。左膝微屈，但右膝挺直。双臂放在左腿前，手掌接近地面。也可以将左手放在左膝，右手放在右膝外侧。朝左膝方向微微屈体。

（二）肌肉牵伸

牵伸最大的肌肉：右侧股薄肌、右侧大收肌、右侧短收肌、右侧长收肌、右侧缝匠肌中部。

牵伸较小的肌肉：右侧腓肠肌中部、右侧比目鱼肌。

（三）牵伸要点

右膝一定要保持正直。交替手的位置能产生更大的牵伸，尤其是用右手压右膝时。左膝越弯曲，牵伸力越大。

第五节 > 股部临床解剖联系

一、概述

髂胫束损伤是指暴力作用于大腿外侧，或慢性劳损引起髂胫束出现无菌性炎症、充血、肿胀等病理改变，以髂胫束部位疼痛、大腿内收受限为主要临床表现的一种病症。因在屈伸髋关节时会发生响声，故又称为"弹响髋"。好发于频繁屈伸髋、膝运动者（如骑自行车等）。本病属于中医学"筋伤"范畴。

二、解剖生理

髂胫束位于大腿的外侧面，起自髂嵴前部的外侧缘，其上部为两层，包裹阔筋膜张肌，并与之紧密结合，向下延伸部分纤维明显增厚呈带状，越过股骨大转子附着于胫骨外侧髁、腓骨头和膝关节囊。有防止髋关节过度内收的作用。

髂胫束是包绕大腿的深筋膜——阔筋膜的外侧增厚部分。起自髂嵴前份的外侧缘，其上分为两层，包裹阔筋膜张肌，并与之紧密结合不易分离。下部的纵行纤维明显增厚呈扁带状，后缘与臀大肌肌腱相延续。髂胫束下端附着于胫骨外侧髁、腓骨头和膝关节囊。

三、病理病因

因跌扑闪挫、慢性劳损，损伤筋束，气血瘀滞，津液输布不畅则肿胀，经筋黏涩则屈伸受限。

（1）急性损伤　因跌扑暴力直接作用于大腿的外侧面，引起髂胫束损伤，局部充血、炎症渗出等病理表现，日久则可使其增厚变粗或者出现挛缩，重者可影响髋关节的内收运动。

（2）慢性劳损　髋、膝关节频繁屈伸运动，髂胫束与股骨大转子过多摩擦，组织液渗出水肿，出现肿胀，以致髂胫束在股骨大转子往返滑动产生"弹响"。弹响髋是指髋关节在主动伸屈活动和行走时，出现听得见或感觉得到的响声。关节外弹响较常见。发生的主要原因是髂胫束的后缘或臀大肌肌腱部的前缘增厚，在髋关节做屈曲、内收、内旋活动时，增厚的组织在大粗隆部前后滑动而发出弹响，同时可见到和摸到一条粗而紧的纤维带在大粗隆上滑过。被动运动时无此现象，多见于青壮年，常为双侧性。这种弹响往往是自发出现，可以发展到走一步响一声的严重程度。但一般无疼痛，如出现疼痛，则常是并发大粗隆部滑囊炎的结果。

髂胫束或臀大肌肌腱前缘增厚与外伤或劳损有关，外伤或劳损后受累组织充血水肿及无菌性炎症反应，导致纤维组织增生等一系列病理改变。有时增大的大粗隆上缘钩住髂胫束后部而产生弹响；有时髋部弹响系由髂腰肌腱于髂耻结节上和（或）髂前下棘上滑移所致；有时是于屈髋位时紧张的臀大肌下缘与坐骨摩擦而产生弹响；大粗隆骨软骨瘤也可引起弹响髋。弹响髋病人常有髋内翻，由于股骨颈干角变小，使得臀中肌和臀小肌力臂变短，外展功能受影响，这会增加髂胫束上部的张力，引起弹响和功能障碍。

四、临床表现

（1）髋部不适，大腿外侧酸痛或胀痛，大腿内收时症状加重。

（2）当患者做髋关节屈伸、内收、内旋时，可以听到弹响。

（3）运动受限，尤其以双膝并拢下蹲时受限明显。

五、检查

（1）股骨大转子触及增粗的髂胫束，随髋关节运动产生摩擦而发生弹响。

（2）髂胫束紧张试验阳性　髂胫束挛缩试验：患者侧卧位，健肢在下。医生站在患者背后，一手固定骨盆，另一手握住患肢体踝部，使患膝屈曲90°，患髋先屈曲，再外展，再后伸，最后放松握踝的手，让患肢自然落下，正常时落在健肢后方。若落在健肢的前方或者保持上举外展的姿势，则为阳性，说明髂胫束挛缩或者是阔筋膜张肌挛缩。

六、诊断

（1）有股骨大转子或者大腿外侧损伤病史。

（2）股骨大转子弹响。

（3）髂胫束紧张试验阳性。

第九章
膝部

第一节 > 膝部骨性标志

膝部是指股骨下端、髌骨、胫骨上端、腓骨上端所在区域。

髌骨是人体最大的籽骨，位于股骨下端前面，在股四头肌腱内，上宽下尖，前面粗糙，后面为关节面，与股骨髌面相关节。髌骨可在体表扪到。

胫骨位于小腿内侧部，是粗大的长骨。上端膨大，向两侧突出，形成内侧髁和外侧髁。二髁上面各有上关节面，与股骨髁相关节。两上关节面之间的粗糙小隆起称髁间隆起。

腓骨位于胫骨外后方，为细长的长骨。上端稍膨大，称腓骨头，有腓骨头关节面与胫骨相关节。头下方缩窄，称腓骨颈。

一、膝关节半屈前面观

膝关节半屈前面观可以触诊到的显著骨性标志有髌上窝、髌骨底、胫骨粗隆。

1. 触诊髌上窝

髌上窝位于股骨滑车的上方，股骨下端的前部，是三角形间隙，当膝关节伸直时容纳髌骨的上部。最大限度地屈曲膝关节，使得髌骨底离开此窝是最佳的触诊方法。

2. 触诊髌骨底

髌骨底呈三角形，前方底较宽大，后方为尖，触诊时感觉为一斜面。

3. 触诊胫骨粗隆

胫骨粗隆呈尖在远端的三角形，将胫骨前面的内侧髁和外侧髁隔开，是髌韧带的附着位置。

二、膝关节半屈位

膝关节半屈位时能够触诊到的结构有股骨内上髁、股骨外上髁、腓骨头。

1. 触诊股骨内上髁

股骨内上髁位于皮下，可以直接触及，粗糙的内侧面是其显著的骨性标志。其表面凹陷是胫侧副韧带附着处。

2. 触诊股骨外上髁

被检查者屈膝，借助外侧股胫关节开放使得腓侧副韧带紧张，即可触及股骨外上髁。

3. 触诊腓骨头

腓骨头极易触及，小腿内旋时其更为明显。

第二节 > 膝部关节运动解剖体验

一、膝关节

（一）膝关节的构成

膝关节是人体最大的关节之一，由股骨下端、胫骨上端和髌骨组成。股骨下端呈球形，与胫骨上端的凹形关节面相嵌合。膝关节周围还有半月板、韧带、肌肉和软骨等结构。

（1）股骨下端　股骨下端呈球形，与胫骨上端的凹形关节面相嵌合。股骨下端有两个凸起的结构，分别是内、外侧髁，它们分别与胫骨上端的平台相接触。

（2）胫骨上端　胫骨上端呈凹形，与股骨下端的球形关节面相嵌合。胫骨上端的平台与股骨下端的内、外侧髁相接触，形成了膝关节的三个关键部位。

（3）髌骨　髌骨是一块三角形的小骨头，位于大腿肌肉的前面。它通过髌韧带与胫骨上端相连，能够稳定膝关节并增加股四头肌的力量。

（二）膝关节的特点

膝关节的关节囊薄而松弛，附着于各关节面的周缘，周围有韧带加固，以增加关节的稳定性。主要韧带如下。

（1）髌韧带　为股四头肌腱的中央部纤维索，自髌骨向下止于胫骨粗隆。髌韧带扁平而强韧，其浅层纤维越过髌骨连于股四头肌腱。

（2）腓侧副韧带　为条索状坚韧的纤维索，起自股骨外上髁，向下延伸至腓骨头。韧带表面大部分被股二头肌腱所遮盖，与外侧半月板不直接相连。

（3）胫侧副韧带　呈宽扁束状，位于膝关节内侧后份。起自股骨内上髁，向下附着于胫骨内侧髁及相邻骨体，与关节囊和内侧半月板紧密结合。胫侧副韧带和腓侧副韧带在伸膝时紧张，屈膝时松弛，半屈膝时最松弛。因此，在半屈膝位允许膝关节作少许旋内和旋外运动。

（4）腘斜韧带　由半膜肌腱延伸而来，起自胫骨内侧髁，斜向外上方，止于股骨外上髁，部分纤维与关节囊融合，可防止膝关节过伸。

（5）膝交叉韧带　位于膝关节中央稍后方，非常强韧，由滑膜衬覆，可分为前、后两条。前交叉韧带起自胫骨髁间隆起的前方内侧，与内侧半月板、外侧半月板的前角愈着，斜向后上方外侧，纤维呈扇形附着于股骨外侧髁的内侧。后交叉韧带较前交叉韧带短而强韧，并较垂直，起自胫骨髁间隆起的后方，斜向前上方内侧，附着于股骨内侧髁的外侧面。

膝交叉韧带牢固地连接股骨和胫骨，可限制胫骨沿股骨向前、后移位。前交叉韧带在伸膝时最紧张，能限制胫骨前移。后交叉韧带在屈膝时最紧张，可限制胫骨后移。

膝关节囊的滑膜层是全身关节中最宽阔、最复杂的，附着于该关节各骨的关节面周缘，覆盖关节内除了关节软骨和半月板以外的所有结构。滑膜在髌骨上缘的上方，向上突起形成长 5cm 左右的髌上囊于股四头肌腱和股骨体下部之间。在髌骨下方的中线两侧，部分滑膜层突向关节腔内，形成一对翼状襞，襞内含有脂肪组织，充填关节腔内的空隙。还有不与关节腔相通的滑液囊，如位于髌韧带与胫骨上端之间的髌下深囊。

（三）膝关节运动

半月板是垫在股骨内侧髁、外侧髁与胫骨内侧髁、外侧髁关节面之间的两块半月形纤维软骨板，分别称为内侧半月板、外侧半月板。

内侧半月板较大，呈"C"形，前端窄、后份宽，外缘与关节囊及胫侧副韧带紧密相连。

外侧半月板较小，近似"O"形，外缘亦与关节囊相连。半月板上面凹陷、下面平坦，外缘厚、内缘薄，两端借韧带附着于胫骨髁间隆起。周围区有来自关节囊的毛细血管袢分布，内侧区域相对无血管。半月板使关节面更为相适，也能缓冲压力、吸收震荡，起弹性垫的作用。半月板还增大了关节窝的深度，又能连同股骨髁一起对胫骨做旋转运动。半月板的位置随着膝关节的运动而改变，屈膝时半月板滑向后方，伸膝时滑向前方。在半屈膝旋转小腿时，一个半月板滑向前，另一个滑向后。例如，伸膝时，胫骨两髁连同半月板沿着股骨两髁的关节面自后向前滑动。由于股骨两髁关节面后部的曲度较下部的大，所以在伸的过程中，股骨两髁与胫骨两髁的接触面积逐渐增大，与此相应，两个半月板也逐渐向前方滑动。由于半月板随膝关节运动而移动，当膝关节在急骤强力动作时，常造成半月板损伤。例如，当急剧伸小腿并作强力旋转（如踢足球）时，半月板尚未来得及前滑，被膝关节上、下关节面挤住，即发生半月板挤伤或破裂。由于内侧半月板与关节囊及胫侧副韧带紧密相连，因而内侧半月板损伤的机会较多。

二、小腿骨的连接——胫腓连接

　　胫、腓两骨之间的连接紧密，上端由胫骨外侧髁与腓骨头构成微动的胫腓关节，两骨干之间有坚韧的小腿骨间膜相连，下端借胫腓前韧带、后韧带构成坚强的韧带连接。小腿两骨间的活动度甚小。

第三节 ＞ 膝部牵伸解剖体验

　　控制膝盖的绝大部分肌肉分布在大腿上，活动膝关节的大腿肌肉可以分为两类。一类是大腿的前群肌肉，主要是伸膝关节的肌肉即股四头肌；另一类是大腿的后群肌肉，主要是屈膝关节的肌肉即股二头肌、半腱肌、半膜肌（统称为腘绳肌）。还有缝匠肌、股薄肌配合屈膝关节。

　　日常生活中，人们经常保持一种姿势坐很长时间（驾车、伏案工作或乘坐飞机），久坐后想站起来活动一下四肢，经常运动后感觉到大腿肌肉酸痛，因此适当的牵伸运动可以减轻肌肉的酸痛感和疼痛感。

一、站姿膝屈肌牵伸

（一）动作要领

　　站直，右脚跟在左脚趾前方 30～60cm。右膝保持笔直，左膝微屈，身体向右膝弯曲。双手向右脚方向伸。

（二）肌肉牵伸

　　牵伸最大的肌肉：右侧半腱肌、右侧半膜肌、右侧股二头肌、右侧臀大肌、右侧腓肠肌。

　　牵伸较小的肌肉：右侧比目鱼肌、右侧胫骨后肌。

（三）牵伸要点

　　为了达到最佳牵伸要点，右膝笔直，直接从髋部弯腰，背部尽量直。右脚微微外展，头和脚尽量向右膝的中间（内侧）弯曲。

二、坐姿膝屈肌牵伸

（一）动作要领

　　双腿伸直坐在地上，膝盖内侧尽量靠近，两脚呈自然放松姿势，双手放在大腿两旁，弯腰，向腿的方向低头。

（二）肌肉牵伸

牵伸最大的肌肉：半腱肌、半膜肌、股二头肌。

牵伸较小的肌肉：比目鱼肌、胫骨后肌。

（三）牵伸要点

不要屈膝，尽可能将躯干作为一个整体牵伸，重心在双腿之间。

三、单腿跪姿膝伸肌牵伸

（一）动作要领

左脚上前一步，屈膝呈 90°左右，左膝保持在左踝上方，在躯干后面伸右腿，右膝着地，小腿贴着地面。双手放在左膝上保持身体平衡，髋部向前移。

（二）肌肉牵伸

牵伸最大的肌肉：右侧股内侧肌、右侧股中间肌、右侧股外侧肌、右侧缝匠肌中部和上部、右侧股直肌、右侧阔筋膜张肌。

牵伸较小的肌肉：右侧耻骨肌、右侧臀中肌中部。

（三）牵伸要点

慢慢地向牵伸部位移动，左膝一直对着前方。

四、单腿站姿膝伸肌牵伸

（一）动作要领

直立，重心在左腿，左脚指向正前方，左膝几乎笔直。为了保持平衡，左手扶墙。屈右膝，紧紧抓住右膝或右踝，向后略向上拉右脚跟，使之离开臀部的距离在 10～15cm。向前推髋。

（二）肌肉牵伸

牵伸最大的肌肉：右侧股内侧肌、股中间肌、股外侧肌、右侧缝匠肌中部上部、右侧阔筋膜张肌。

牵伸较小的肌肉：右侧耻骨肌、右侧臀中肌前部。

（三）牵伸要点

注意力集中在推髋而不是屈膝，不要过度屈膝让膝关节疲劳。

第四节 > 膝部临床解剖联系

一、膝关节半月板损伤

（一）概述

膝关节半月板损伤是指因外伤导致半月板的损伤，引起膝关节肿胀、疼痛、关节交锁等临床症状的一种病症。本病多发于运动过程中，以青壮年多见。本病属于中医伤科"筋伤"范畴。

（二）解剖生理

半月板是一种纤维软骨组织，分为内侧半月板、外侧半月板，衬垫于股胫关节。内侧半月板呈 C 形，如镰刀样，前 2/3 狭窄，后 1/3 宽，外侧缘厚、内侧缘薄，其外侧与胫骨平台边缘的冠状韧带相连，中部与内侧副韧带紧密相连，以限制其过度运动。

膝关节冠状韧带位于胫骨髁上缘，呈冠状位包绕两侧半月板。冠状韧带是将半月板连接到胫骨平台上的细小纤维束。半月板的外侧面借冠状韧带疏松附着于胫骨髁的边缘，冠状韧带周围与关节囊的纤维组织紧密相连。膝关节冠状韧带位于胫骨髁上缘，呈冠状位包绕在两个半月板的前段，多有呈索状横行连接的膝横韧带之称。

膝关节在屈曲时，半月板向后移动，半月板的后半被压于股骨髁的后部与胫骨髁的后部的相对关节之间。反之膝关节在伸直时，半月板则会在冠状韧带的包绕中前移，半月板的前半正好嵌于股骨髁前部与胫骨髁前部的相对关节之间。任何过度屈伸都将使前部遭受压迫。内侧韧带较常受力，可通过将膝关节屈曲合适角度时将足转向外旋位来发现病变。做此动作时胫骨平台上凸，韧带被挤压到平台上而出现疼痛。其前角附着于前交叉韧带的前方，胫骨髁间隆突的前面，并有横韧带与外侧半月板的前角相连；后角附着于后交叉韧带的前方、胫骨髁间隆突的后面。

交叉韧带为膝关节重要的稳定结构，呈铰链式连于股骨髁间窝及胫骨的髁间隆起之间，可防止胫骨沿股骨向前后移位。膝交叉韧带又可分为前、后两条，前交叉韧带起自股骨外侧髁的内侧面，斜向前下方，止于胫骨髁间隆起的前部和内侧半月板、外侧半月板的前角；后交叉韧带起自股骨内侧髁的外侧面，斜向后下方，止于胫骨髁间隆起的后部和外侧半月板的后角。当膝关节活动时，两条韧带各有一部分纤维处于紧张状态。因此，除前交叉韧带能防止胫骨向前移位，后交叉韧带能防止腿骨向后移位外，还可限制膝关节的过伸、过屈及旋转活动，交叉韧带损伤常与胫侧副韧带或半月板损伤同时发生。

外侧半月板近似 O 形，前后等宽，外缘不与外侧副韧带相连。其前角附着于胫骨髁间隆突之间，后角附着于髁间隆突之间。半月板填充于膝关节的股骨髁与胫骨平台之间，有缓冲震荡、分泌滑液、增强膝关节稳定性的作用。可避免周围软组织挤压到关节内。半月板的下面紧贴于胫骨平台，当膝关节伸直时，半月板被股骨髁挤推向前；膝关节屈曲时，半月板则被挤推向后。膝关节半屈曲位时，膝内外翻扭转活动最大，因此临床上侧半月板损伤多见。膝关节伸直时，胫关节接触点前移，半月板由于股骨髁在伸直过程中的推挤而被动向前，又由于髌骨的前移，通过髌骨半月板韧带将半月板拉向前方。

膝关节屈曲时，接触点后移，半月板被股骨髁推挤向后方，附着于内侧半月板后缘的半膜肌和附着于外侧半月板的腘肌均可将其拉向后。

半月板的这种移动可过度前滑或后滑，外侧半月板滑动幅度大于内侧半月板，比值为 2∶1。当膝关节外旋时，外侧半月板前移，内侧半月板后移，内旋时相反，形成扭动。

当正常运动时，膝关节是由股骨髁软骨面在半月板上活动或扭动来进行屈伸运动的。从解剖角度看，半月板可随着膝关节的运动而向前、向后或向内、向外移动，在小腿外翻、外旋或者内翻、内旋时，半月板随之移动。

（三）病理病因

在下肢负重、足部固定、膝关节略屈时，突然过度的内旋伸膝或者外旋伸膝，半月板卡于股骨髁与胫骨平台之间被挤压，导致内侧半月板或者外侧半月板撕裂。严重者可造成半月板、交叉韧带和侧副韧带同时损伤。

由于半月板缺乏血供，仅在边缘有少量血供，因此除了边缘以外，撕裂很难修复。破裂的半月板不但失去了稳定膝关节的作用，而且影响膝关节运动功能，甚至造成关节交锁。

半月板是软骨组织，几乎没有血液供应，一旦损伤难以愈合，是形成伤后关节疼痛的原因。有时半月板撕裂后形成的碎片可因走不平坦的路或不协调的姿势等而移动，若卡在关节间隙的某处，则立即剧痛而不能再行路，医学上称为

"关节交锁"，经活动或处理又可"解锁"，症状随着一声弹响立即消失。

临床报道半月板损伤以外侧多见，撕裂类型有纵行撕裂、横行撕裂、水平撕裂、边缘撕裂。其中纵行撕裂、边缘撕裂是发生交锁的主要原因，而横行撕裂多发生于半月板中央部，不易发生交锁。同时破裂的半月板与股骨髁、胫骨髁之间长期磨损是导致创伤性关节炎的主要原因。

（四）临床表现

（1）膝关节扭伤时自觉关节内有撕裂感及响声，随即出现剧痛、关节肿胀、屈伸功能受限等。

（2）患者在屈伸膝关节时，膝部有弹响。

（3）患侧膝关节运动时疼痛，以行走和上下楼梯时明显。部分患者可出现膝部发软，常出现膝关节突然被卡住即交锁现象，经处理或膝关节稍事活动，交锁又能解脱。

（五）检查

（1）压痛多局限于半月板损伤侧相应的膝关节间隙，尤其以两侧膝眼及腘窝内侧、外侧易被触及。

（2）关节内肿胀，急性期常为出血所致，后期常为关节内积液所致。

（3）麦氏征阳性，研磨试验阳性。

（4）如病程长者，可见股四头肌萎缩。

（5）X线片不能显示半月板损伤，但可排除骨性病变。

（6）关节镜检查能直接观察到半月板的损伤程度。

（7）CT 和 MRI 检查能确定半月板损伤。

（六）诊断

（1）多数患者有典型的膝关节损伤病史。

（2）膝关节内侧或外侧间隙疼痛、压痛，有交锁现象。

（3）麦氏征阳性，研磨试验阳性。

（4）病程长者股四头肌萎缩。

（5）影像学检查半月板损伤。

二、退行性膝关节炎

（一）概述

退行性膝关节炎是指由于膝关节的退行性改变和慢性积累性损伤引起的膝部关节软骨变性、关节增生、骨刺形成等病理改变，以膝关节疼痛、运动受限为主要临床症状的一种病症，又称为"增生性膝关节炎""老年性关节炎"，以 50 岁以上中老年人为好发人群，以肥胖、体力劳动者、运动员多见。本病属中医学"骨痹"范畴。

（二）解剖生理

膝关节由胫股关节和髌股关节构成，是人体结构中最复杂的关节。胫骨平台髁间突是交叉韧带的起止点，以此维系胫股关节的稳定，有防止胫骨前后滑移的作用。关节间隙两侧分别由半月板衬垫，以增加膝关节的稳定性；髌股关节借关节囊维系，正常情况下该囊分泌少量滑液以润滑关节。特点是位置表浅、负重大、运动量大、关节稳定性差，在运动过程中容易损伤，也是骨质增生的好发部位。

交叉韧带为膝关节重要的稳定结构，呈铰链式连于股骨髁间窝及胫骨的髁间隆起之间，可防止胫骨沿股骨向前后移位。

膝交叉韧带又可分为前、后两条，前交叉韧带起自股骨外侧髁的内侧面，斜向前下方，止于胫骨髁间隆起的前部和内侧半月板、外侧半月板的前角；后交叉韧带起自股骨内侧髁的外侧面，斜向后下方，止于胫骨髁间隆起的后部和外侧半月板的后角。当膝关节活动时，两条韧带各有一部分纤维处于紧张状态。因此，除前交叉韧带能防止胫骨向前移位，后交叉韧带能防止腿骨向后移位外，还可限制膝关节的过伸、过屈及旋转活动，交叉韧带损伤常与胫侧副韧带或半月板损伤同时发生。

（三）病理病因

中医认为膝关节乃胫股之枢纽，机关之室，诸筋之会，多气多血之节。由于年老体弱，肝肾亏虚，气血不足，筋骨失养，出现肝亏则筋弛，肾虚则骨疏，动之不慎则伤节，或者复感风寒湿邪，气血滞留节窍，不通则痛。骨质疏松，骨赘形成，筋脉拘挛，屈伸不利而发本病。

西医认为本病与下列因素有关。

（1）年龄　随着年龄的增长，关节内软骨及关节面的退行性变不断加重，关节稳定性下降，在这种情况下增生的骨质起着代偿的作用。

（2）职业　容易使膝关节遭受创伤的职业，如工人、运动员的发病率高且早。创伤可使原有退行性变和症状提前或者加重。

（3）畸形　膝关节的内翻、外翻畸形，足部畸形、髋关节畸形、脊柱畸形均可导致膝关节骨性关节炎过早出现且较重。

（4）体重　肥胖病人较体型偏瘦的人发病率高。

（5）生活环境　久居寒冷潮湿之地的人较处于温暖干燥之地的人发病率高。

（四）临床表现

（1）膝关节初期仅感无力，逐渐出现活动时疼痛，后为持续性，劳累或夜间加重。

（2）上下楼梯时疼痛明显，甚则跛行，跑、跳、跪、蹲时膝关节运动受限。

（3）股四头肌及胫前肌萎缩。

（4）因增生致膝关节呈假性肥大性改变。

（五）检查

（1）膝关节周围有压痛，关节间隙深压痛。

（2）膝关节屈伸运动受限，关节内有游离体时可在行走时突然出现交锁现象，稍活动后又可消失。

（3）关节活动时有弹响摩擦音，部分患者出现关节肿胀。

（4）膝关节内翻、外翻畸形。

（5）X线片可见关节间隙变窄，关节边缘骨赘形成，髌骨关节间隙变窄，髌骨边缘骨质增生。

（六）诊断

（1）发病缓慢，有膝关节慢性劳损病史。

（2）膝关节疼痛，用力时疼痛明显，甚则跛行。

（3）膝关节运动受限。

（4）膝关节内翻、外翻畸形。

（5）股四头肌轻度萎缩。

（6）X线片可见关节间隙变窄，关节边缘骨赘形成，髌股关节间隙变窄，髌骨边缘骨质增生。

三、髌骨软化症

（一）概述

髌骨软化症是髌骨的软骨关节面与其相对的股骨髌骨面的关节软骨由于损伤而引起的退行性病变。

（二）解剖生理

髌股关节的这种生物力学关系发生紊乱，髌骨向外侧倾或者半脱位，导致髌骨内侧面的软骨撞击股骨外髁滑车，引起关节外侧间隙软骨过度磨损、软骨细胞脱落、骨质增生、关节间隙狭窄等一系列病理变化。

（三）病理病因

（1）先天性因素　很多原因都可引起髌股关节对合不良，如髌骨发育障碍、位置异常及股骨髁大小异常，膝关节内翻、外翻及胫骨外旋畸形等，均可使髌骨不稳定，产生髌骨半脱位或侧倾，在髌骨滑动过程中，髌股关节面压应力过度集中于某一部位，成为慢性损伤的基础。

（2）后天性因素　主要与劳动、运动姿势、强度等有关，膝关节处于 $35°\sim50°$ 半屈膝姿势时，会明显增加髌骨半脱位或侧倾，以致加重髌股关节的外侧磨损，如骑自行车、爬山、滑冰等运动，是本病的常见原因。膝关节长期在大强度负荷（包括过度肥胖状态下）运动，也容易加重髌骨软化症。

（四）临床表现

（1）膝关节前侧疼痛，久坐后起立或下楼、下坡时疼痛加重，常有腿打软，关节怕凉，或膝关节反复肿胀、积液等。

（2）膝关节前侧疼痛，休息后好转，随病程延长，疼痛时间多于缓解时间，下楼时加重，严重时常需侧身横着下楼，下楼或行走时常突然无力摔跤，俗称"打软腿"，膝关节怕冷。

（3）下蹲困难，夜间疼痛，影响睡眠和正常生活。晚期由于磨损严重，膝关节不能完全伸直，关节腔内可出现关节积水和游离体，造成关节内绞锁，突然卡住关节等。

（五）检查

典型查体所见为髌骨研磨试验阳性；有摩擦音，但大关节间隙无压痛。继发滑膜炎可出现关节积液，此时浮髌试验阳性。病程长者，有股四头肌萎缩。临床 X 线检查常有不同程度的骨质增生，X 线轴位检查可见髌骨侧倾或半脱位，外侧间隙变窄，髌股关节外侧过量、长期磨损会造成相应关节软骨下骨硬化，髌骨侧位 X 线片可见"月牙样"骨硬化影。

（六）诊断

（1）膝关节不适，髌骨后方、膝内侧疼痛加重，上、下楼梯明显。

（2）髌骨研磨试验阳性，即挤压髌骨或左右、上下滑动髌骨时有粗糙摩擦感和摩擦音，并伴有疼痛和不适；或一手将髌骨推向另一侧，另一手直接压髌骨，髌骨后出现疼痛。

（3）膝下蹲试验阳性，即患肢单腿站立，逐渐屈膝下蹲出现膝软、膝痛和髌骨下摩擦音。

（4）X 线片早期无病理改变，中晚期在侧位片上可见关节间隙变窄，髌骨软骨面粗糙不平，软骨下骨硬化和髌骨边缘骨质增生。

第十章

小腿、踝、足

　　小腿是人体腿部膝盖以下、脚踝以上的器官。其外侧骨筋膜鞘的内容有小腿外侧群肌和腓浅神经等。其前骨筋膜鞘的内容有小腿前群肌，包括第三腓骨肌、胫前动静脉及腓深神经等。在解剖学上，脚踝或称踝关节是人类足部与腿相连的部位，组成包括 7 块跗骨加上足部的距骨和小腿的骨骼。足位于踝关节的远端，共有 26 块骨组成，足部骨连结十分稳固，除关节囊外，尚有许多小韧带起加强作用。足部的 26 块骨包括跟骨、舟骨、骰骨、楔骨、跖骨以及趾骨。

第一节 ▶ 小腿部骨性标志

一、小腿部分触诊

　　小腿部分可以触诊的显著骨性结构有胫骨（前缘、内侧缘、后面）、腓骨（外侧面）。

二维码扫码自由下肢骨：股骨、胫腓骨、足骨讲解

1. 触诊胫骨前缘

　　胫骨前缘自胫骨粗隆向下延伸至内踝，上 3/4 呈鱼骨状，为胫骨脊，下 1/4 朝向内踝隆起而变圆。其

前缘全长在皮下可触及。

2. 触诊胫骨内侧缘

胫骨内侧缘自胫骨内侧髁向下延伸至内踝。内侧与胫骨体内侧面相接，全长可在皮下被触及。

3. 触诊胫骨后面

被检查者的膝关节处于旋外位置，以便显露胫骨后面，在胫骨内侧缘近侧端可触及胫骨后面。

4. 触诊腓骨外侧面

此面的远侧部直接位于皮下，其远侧端被一条从上至下的斜脊分为两个部分，前部呈三角形，直接位于皮下，容易触及。后部可以触及腓骨短肌的滑动。

二、踝和足外侧面触诊

踝和足外侧面可以触诊到的显著结构有第五跖骨、骰骨、跟骨、距骨、外踝。

1. 第五跖骨

（1）触诊第五跖骨头 第五趾跖屈，在足外侧缘的背侧面即可触及第五跖骨头（图 10-1），同时也确定了跖趾关节的位置。

（2）触诊第五跖骨外侧面 第五跖骨外侧面（图 10-2）位于皮下，恰在小趾展肌上方，容易触诊。

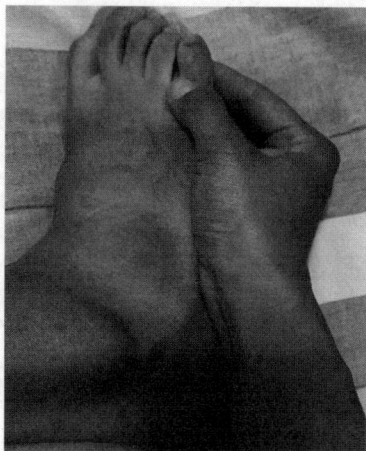

图 10-1　第五跖骨头

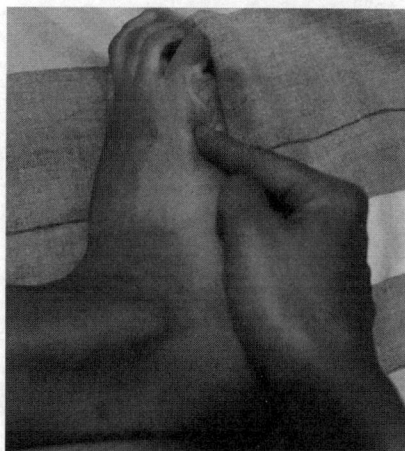

图 10-2　第五跖骨外侧面

（3）第五跖骨粗隆　第五跖骨的后端与骰骨相关节，其典型特征是有一个自底向后、下、外的显著突起即粗隆（图 10-3）。

临床：当足部内翻和跖屈引起足扭曲时，由于腓骨短肌牵拉，此结构可发生撕裂骨折。

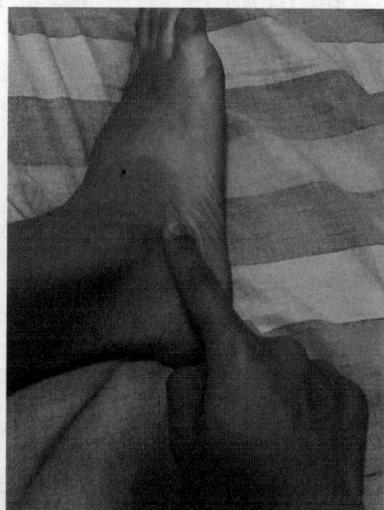

图 10-3　第五跖骨粗隆

2. 骰骨

（1）触诊骰骨外侧缘　骰骨紧邻第五跖骨粗隆后面。先确定第五跖骨粗隆，检查者手指向后滑至足外侧缘的凹陷处，触及的骨脊也就是骰骨外侧缘（图 10-4）。

临床：骰骨可产生半脱位，加压触诊可找到疼痛位于五块骨的连接处（跟骨、足舟骨、外侧楔骨、第四跖骨和第五距骨）。

（2）触诊骰骨背面　首先确定第五跖骨粗隆和跟骨大突两个骨性结构，这两个骨性结构之间为骰骨背面。

3. 跟骨

（1）触诊跗骨窦　被检查足处于自然位置，检查者示指置于外踝前缘。当手指轻轻向前推到足底，触及的即为跗骨窦的一凹陷。拇短伸肌放松时容易触诊。

（2）触诊腓骨滑车　腓骨滑车（图 10-5）是位于外踝下方一横指的骨性突起，腓骨滑车分隔其上方的腓骨长肌和其下方的腓骨短肌。

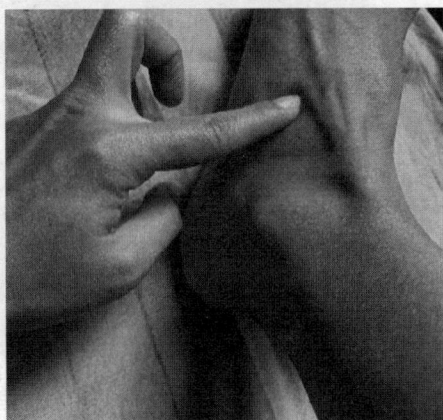

图 10-4　骰骨外侧缘

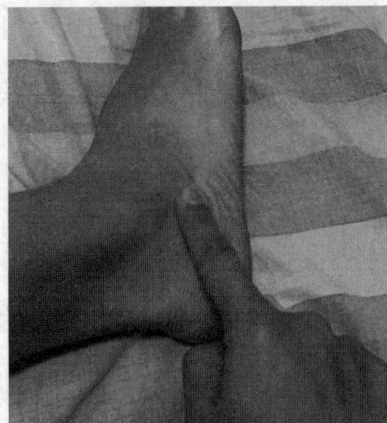

图 10-5　腓骨滑车

4. 距骨

（1）触诊距骨颈外侧面　被检查者足处于自然位置。检查者示指放在被检查者外踝前缘并向内下轻推，即可触及距骨颈外侧面。抬起被检查者的足前段并稍旋后，可以使距骨颈外侧面容易被触及。

（2）距骨外侧突　足内翻能更好地突出外踝，以便显示距骨外侧突。

5. 外踝

（1）触诊外踝　外踝（图 10-6）最高点是胫腓前韧带附着处。其最低点是距腓前韧带和跟腓韧带附着处。距腓前韧带扭伤或撕裂病例中，此缘对加压触诊敏感。

（2）触诊外踝后缘　触诊时，确保腓骨长肌和腓骨短肌松弛，外踝后缘（图 10-7）是胫腓后韧带和距腓后韧带附着处。检查者示指指示的即是外踝后缘。

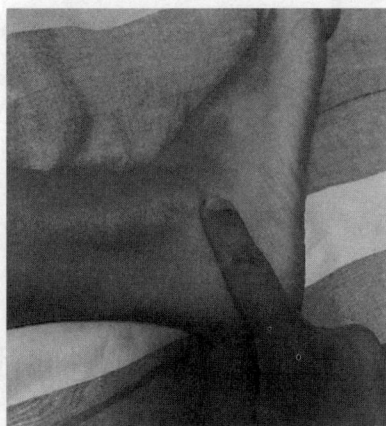

图 10-6　外踝

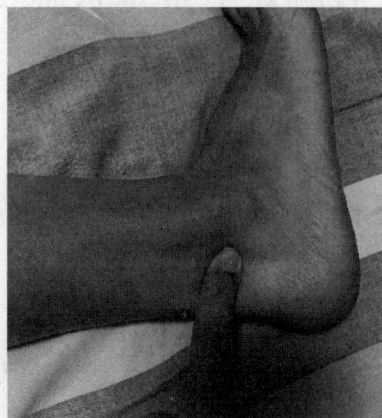

图 10-7　外踝后缘

三、踝和足内侧缘触诊

踝和足内侧缘可以触诊到的显著结构如下。

① 第 1 跖骨：拇趾趾骨和第 1 跖骨头（图 10-8）。

② 足舟骨：粗隆。

③ 跟骨：跟骨大突。

④ 内踝：内踝前缘、内踝后缘。

1. 触诊拇趾趾骨和第一跖骨头：背侧触诊

拇趾只有两节趾骨，而其他四趾为三节趾骨。可以准确地触诊各趾节趾骨的外侧面、跖面和背侧面。

2. 触诊足舟骨粗隆

它位于胫骨前肌结节的后方。当足舟骨粗隆不明显时，使胫骨后肌处于紧张状态可以确定该粗隆。

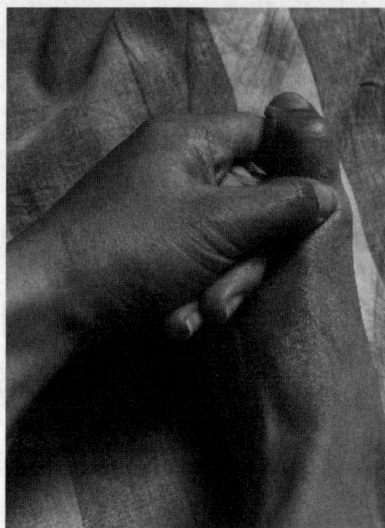

图 10-8　拇趾趾骨和第一跖骨头

3. 触诊跟骨大突

跟骨大突距离内踝下约一横指。

4. 触诊内踝前缘

内踝前缘非常粗糙、厚实，是踝外侧韧带内侧部浅层附着处。

5. 触诊内踝后缘

内踝后缘上有一个向内、向下的踝沟，当沟内的肌腱处于松弛状态时可被触及。

四、跖侧面触诊

跖侧面可触诊的显著骨性结构有五个跖骨头、跟骨结节、跟骨的后内侧结节、跟骨的后外侧结节。

1. 触诊五个跖骨头

五个跖骨分别位于各自的跖趾关节，每个跖骨头均有突起的关节面，宽大而突起的关节面恰好在五个跖骨的跖趾关节的后方。

2. 触诊跟骨结节

从内侧缘距骨颈开始，绕过足内侧缘滑向足底，检查者右手拇指即可触及跟骨结节。

3. 触诊跟骨的后内侧结节

跟骨后结节占据了跟骨的后 1/3，为跟骨与地面接触的部分。跟骨结节有两个突起：跟骨后内侧结节和后外侧结节。跟骨后内侧结节是两个结节中体积最大的。

4. 触诊跟骨的后外侧结节

跟骨后外侧结节是两个结节中体积较小的。

第二节 ▶ 小腿部肌性标志

一、小腿前肌群

可以触诊到的显著结构有胫骨前肌、拇长伸肌、趾长伸肌、第三腓骨肌。

1. 胫骨前肌

（1）起止点及作用
起点：胫骨体外侧面上 1/2。

二维码扫码
小腿肌讲解

273

止点：内侧楔骨内侧面和第一跖骨底。

作用：内收、旋后和背屈踝关节。

（2）触诊胫骨前肌　胫骨前肌（图 10-9）肌腱沿着胫骨脊外侧面或胫骨前缘，延伸为肌腹。

2. 拇长伸肌

（1）起止点和作用

起点：腓骨前面和小腿骨间膜。

止点：拇趾远节趾骨底。

作用：使足在踝关节处伸（背屈）和伸拇趾。

（2）触诊拇长伸肌肌腱　被检查者拇趾充分背伸，图 10-10 中检查者左手示指显示的是拇长伸肌肌腱。

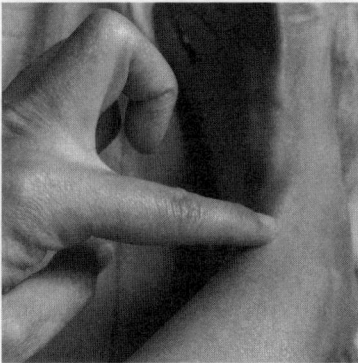

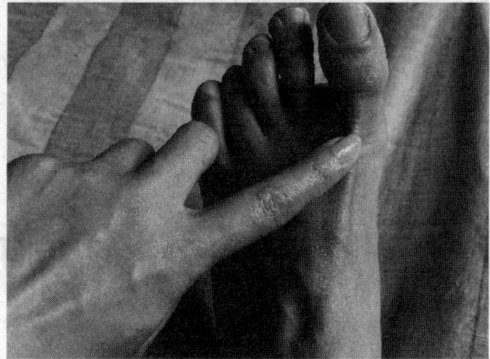

图 10-9　胫骨前肌　　　　　图 10-10　拇长伸肌肌腱

3. 趾长伸肌

（1）起止点和作用

起点：胫骨、腓骨上端。

止点：1～4 肌腱止于第 2～5 脚趾中节和远节趾骨底，最外侧一条肌腱止于第五跖骨底。

作用：使足在踝关节处伸（背屈）和伸第 2～5 趾。

（2）触诊足背的趾长伸肌肌腱　检查者保持足背屈、外展和内旋有利于检查。趾长伸肌肌腱（图 10-11）呈放射状分布于 2～5 脚趾。

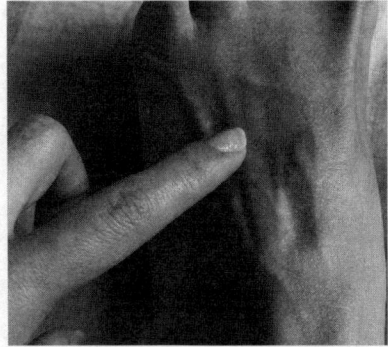

图 10-11　趾长伸肌肌腱

4. 第三腓骨肌

（1）起止点和作用

起点：近侧端，此肌腱附着于腓骨内侧面的下 1/3。

止点：此肌腱走向第五趾，远侧端附着于第五跖骨底。

作用：协助伸踝关节、伸趾关节及足外翻。

（2）触诊第三腓骨肌　嘱被检查者对抗阻力地足外翻，可以很好地显示第三腓骨肌腱。

二、小腿外侧肌群

可以触诊到的显著结构有腓骨长肌、腓骨短肌。

1. 腓骨长肌

（1）起止点和作用

起点：胫骨体外侧面上 1/2。

止点：内侧楔骨内侧面和第一跖骨底。

作用：使足在踝关节处屈（跖屈），使足外翻。

（2）触诊腓骨长肌　腓骨长肌（图 10-12）肌腱位于小腿外侧面的下半段，紧贴腓骨短肌肌腹表面下行，在腓骨长肌肌

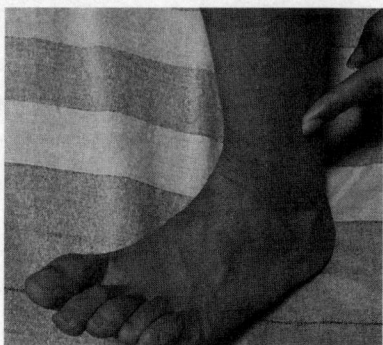

图 10-12　腓骨长肌

腱的前后都可观察到腓骨短肌。

2. 腓骨短肌

（1）起止点和作用

起点：胫骨、腓骨上端。

止点：1～4 肌腱止于第 2～5 脚趾中节和远节跖骨底，最外侧一条肌腱止于第五跖骨底。

作用：使足在踝关节处屈（跖屈），使足外翻。

（2）触诊腓骨短肌　足外展充分使腓骨短肌腱突出，其径路为沿着足的外侧缘向下至第五跖骨粗隆止点处。

三、小腿后肌群

可以触诊到的显著结构有腓肠肌、比目鱼肌、跟腱、胫骨后肌、趾长屈肌、拇长屈肌。

（一）浅层

1. 腓肠肌

（1）起止点及作用

起点：内侧头起自股骨内上髁后面，外侧头起自股骨外上髁后面。

止点：跟结节。

作用：使足在踝关节处屈（跖屈），腓肠肌收缩使小腿在膝关节处屈。整体收缩使膝关节伸直，协同维持人体直立。

（2）触诊腓肠肌 小腿三
头肌中的腓肠肌（图 10-13）
在运动员（如体操运动员）中
非常发达。

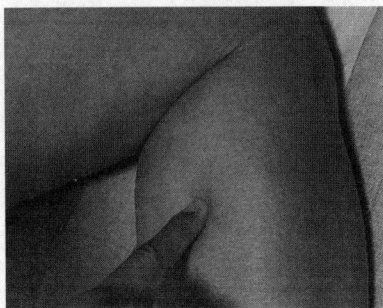

图 10-13 腓肠肌

2. 比目鱼肌

（1）起止点及作用

起点：胫骨和腓骨后面上部。

止点：同腓肠肌合成肌腱止于跟结节。

作用：使足在踝关节处屈（跖屈），腓肠肌收缩使小腿在
膝关节处屈。整体收缩使膝关节伸直，协同维持人体直立。

（2）触诊比目鱼肌腓侧头的远侧部 比目鱼肌腓侧头的
远侧端位于腓骨短肌的上方，腓骨长肌腱后方，检查者右手
覆盖足跟，同时以前臂对着足底以抵抗其跖屈。被检查者反
复收缩、舒张可使检查者更好地感知比目鱼肌腓侧头的远侧
端。它沿着腓骨走行，位于后方的腓肠肌外侧头和前方的腓
骨长肌、腓骨短肌之间。

3. 跟腱

（1）起止点及作用

起点：会合了腓肠肌和比目鱼肌。

止点：向下附着于跟骨后面的下半部分。

作用：牵拉小腿三头肌，帮助完成行走、跑步、跳跃。

（2）触诊跟腱 在足跖屈时，跟腱（图 10-14）做收缩-
舒张运动。

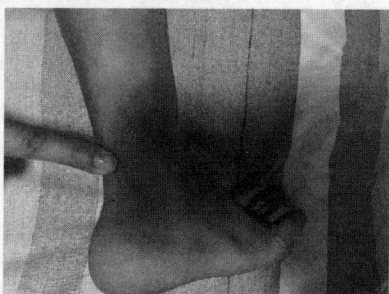

图 10-14　跟腱

（二）深层

1. 胫骨后肌

（1）起止点及作用

起点：胫骨、腓骨、小腿骨间膜后面。

止点：止于舟骨粗隆和 3 块楔骨。

作用：使足在踝关节处屈使足内翻，保持足尖站立。

（2）触诊足舟骨粗隆和内踝间的胫骨后肌肌腱　检查者用左手对抗被检查者跖屈位的足内收，在足舟骨粗隆和内踝间即可触及胫骨后肌肌腱。

2. 趾长屈肌

（1）起止点及作用

起点：胫骨后面中部。

止点：止于第 2～5 脚趾节趾骨。

作用：使足在踝关节处屈（跖屈）和使 2～5 趾屈和足内翻，保持足尖踮立姿势。

（2）触诊足底的趾长屈肌肌腱　被检查者踝关节处于自然位置，检查者左手对被检查者拇趾连续和快速的屈曲施以控制。检查者右手覆盖在足的外侧缘对向其跖侧面，手指散开紧握以便更好地感觉肌肉的收缩。

3. 拇长屈肌

（1）起止点及作用

起点：腓骨体后面下部。

止点：止于拇趾远节趾骨底。

作用：使足在踝关节处屈（跖屈）和使拇趾屈与足内翻，保持足尖站立姿势。

（2）触诊拇长屈肌 被检查者踝部自然放置，足平放或足跟外侧缘平放。检查者右手引导或对抗拇趾做反复、快速的屈曲运动。检查者左右握持第一跖骨的跖面，即可触及条索状的拇长屈肌的收缩。

（三）足固有肌触诊

足固有肌可以触诊到的显著结构有趾短伸肌、拇短伸肌、小趾展肌、拇展肌、拇短屈肌、拇收肌、趾短屈肌、第1骨间背侧肌。

1. 触诊趾短伸肌

趾短伸肌（图 10-15）可在足背上观察到明显的肌肉。嘱被检查者 2～5 趾近端趾骨背伸，给予阻力，即可观察到趾短伸肌肌腹，位于外踝前和趾长伸肌肌腱外侧。

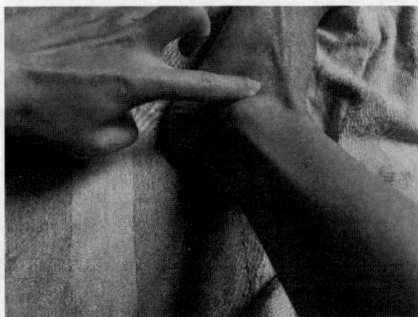

图 10-15 趾短伸肌

2. 触诊拇短伸肌肌腱在第 2 和第 3 趾的指点

三指触诊，置于趾背使其跖屈以便显示肌腱。

3. 触诊小趾展肌

检查者左手手指钩住被检查者足的外侧缘，要求被检查者反复伸展小趾，在指下即可触及小趾展肌的收缩。

4. 触诊拇展肌

检查者右手手指散开握紧足内侧缘，让被检查者第一跖骨上的拇趾充分外展或背屈，在足内侧缘特别是内侧楔骨和足舟骨的侧面即可触及拇展肌的收缩。

5. 触诊拇短屈肌

第 1 跖骨上的拇趾跖屈，检查者左手两指尽量钩紧第一跖骨跖侧面，稍向足内侧缘移动，即可触及拇短屈肌内侧肌束。稍向足外侧缘移动，即可触及拇短屈肌外侧肌束。

6. 触诊拇收肌

检查者左手拇指置于被检查者第一跖骨间隙跖面，其余四指充分紧握在足外侧面上，嘱被检查者在第一跖骨上屈拇趾，检查者拇指可以触及拇收肌的收缩。

7. 触诊趾短屈肌

检查者左手紧握被检查者足的内侧缘，手指放在足的跖侧面，让被检查者反复跖屈，在检查者手指下即可触及趾短屈肌。上述的肌腱会叠加在趾长屈肌上。

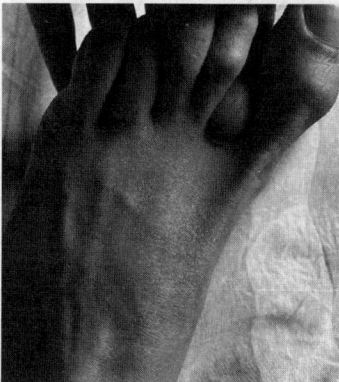

图 10-16　第 1
骨间背侧肌

8. 触诊第 1 骨间背侧肌

图 10-16 中检查者示指下的就是第 1 骨间背侧肌，可在四个跖骨间隙内触诊跖骨间背伸肌。当手指置于相邻跖骨的内侧、外侧面时，即可在手指下直接触及四条骨间背侧肌。

第三节 > 小腿、踝、足关节运动解剖体验

足关节包括距小腿（踝）关节、跗骨间关节、跗跖关节、跖骨间关节、跖趾关节和趾骨间关节。

一、踝关节

踝关节是人体运动的重要枢纽之一，它能够承受身体的重量和传递力量。在行走、奔跑、跳跃等活动中，踝关节的作用非常重要，它能够使人体保持平衡并协助完成这些动作。

视频扫码
踝关节讲解

（一）踝关节的构成

踝关节由胫骨、腓骨和距骨组成。胫骨位于小腿的前侧，腓骨位于胫骨的外侧，距骨位于胫骨和腓骨之间。

（二）踝关节的特点

踝关节的关节囊附着于各关节面的周围，囊的前壁、后壁薄而松弛，两侧有韧带增厚加强。内侧有内侧韧带（或称三角韧带），为坚韧的三角形纤维索，起自内踝尖，向下呈扇形展开，止于足舟骨、距骨和跟骨。外侧韧带由不连续的三条独立的韧带组成，前为距腓前韧带，中为跟腓韧带，后为距腓后韧带，三条韧带均起自外踝，分别向前、向下和向后内止于距骨及跟骨，均较薄弱。

　　踝关节的肌肉主要包括胫骨前肌、胫骨后肌、腓骨长肌、腓骨短肌、比目鱼肌和跖肌等。胫骨前肌主要负责踝关节的背屈，胫骨后肌主要负责踝关节的跖屈，腓骨长肌和腓骨短肌主要负责踝关节的外翻，比目鱼肌和跖肌主要负责踝关节的内翻。这些肌肉在踝关节运动中起着重要的作用，如果这些肌肉受到损伤或炎症等刺激时，可能会导致踝关节疼痛、肿胀、活动受限等。

（三）踝关节的活动度

　　踝关节能够进行屈曲和伸展运动，同时还可以进行内翻和外翻运动。这些运动使得人们能够灵活地移动脚部，从而进行各种活动。足绕踝关节的额状轴屈即绷直足面，又称跖屈，伸即勾足尖，又称背屈。由于距骨滑车前宽后窄，跖屈时，较窄的滑车后部进入宽大的关节窝内，尚能做微小的侧方（收展）运动。

二、距下关节

　　距下关节是指脚踝和足跟之间的关节，也称为距骨下关节。它由胫骨远端和距骨组成。距下关节的主要功能是支撑身体重量及做行走、奔跑等活动，同时也是脚部运动的关键部位。距下关节的稳定性主要依赖于韧带和肌肉的支持。其中，跟腱是连接腓肠肌和跟骨的重要结构，它对距下关节的稳定起着至关重要的作用。此外，踝关节周围的肌肉如胫骨前肌、腓骨长肌等也对距下关节的稳定起到了重要作用。

三、跟骰关节

跟骰关节是由跟骨的骰骨关节面与骰骨的后关节面构成的微动关节。骰骨位于中足，周围被好几块骨头环绕着，与后方的跟骨二者构成跟骰关节。前方与第四、第五跖骨构成骰跖关节。靠内与足舟骨和外侧楔骨相关节。所以，骰骨既是前足与后足的纽带，也连接了中足关节，同时也是足外侧柱的重要支撑结构。跟骰关节是横跗关节的一部分，另一部分是内侧的距舟关节。这两个关节可以相对后足做旋前与旋后，产生灵活与稳定的运动。距舟关节为类球窝关节，足舟骨近侧面为深袋状，内容距骨头，可提供部分的关节稳定性。相关结构还包括跟骨前面、中面，跟舟足底韧带和 Y 形的分歧韧带。跟骰关节的稳定性主要依赖于周围的韧带加强，其中重要的韧带有跖长韧带，起自跟骨跖面的后份，向前止于骰骨跖面及第二至四跖骨底，对维持外侧纵弓有重要作用；跟骰跖侧韧带起自跟骨跖面前份，止于骰骨跖面的前份。

四、楔骰舟关节

楔骰舟关节又称跗骨间关节，是跗骨与诸骨之间的关节，由第 1～3 楔骨、骰骨、第一至五跖骨构成。这个关节的稳定性最大，是一个平面微动关节。同时，跗骨间关节也被背侧和跖侧韧带所包绕，其中背侧韧带相对弱些，因此骨折移位常出现于背侧。此外，楔骰舟关节是由中间的楔骨、外侧的骰骨和内侧的舟骨共同组成的。这三个骨头在横跗关节中可以被看作一个功能整体，共同运动。特别是内侧的距舟关节，它的形状与球窝关节相近，而跟骰关节面类似鞍状关节。这种交锁的形状使得跟骰关节的活动幅度更小，所以横跗关节整体的活动度更多来自于距舟关节。总的来说，楔骰舟关节的稳定性主要依赖于周围的韧带结构以及各个骨头之间的协同运动。

第四节 > 小腿、踝、足牵伸解剖体验

踝部和脚趾的活动肌肉主要分布在小腿部位，一般是与肌肉一样长或是比肌肉更长的肌腱。小腿三头肌（包括腓肠肌、比目鱼肌、跖肌）的延续，是主要的跖屈肌，配合腘肌、胫骨后肌、趾长屈肌、拇长屈肌活动脚趾；小腿外侧的腓骨长肌、腓骨短肌、第三腓骨肌，主要是使足外翻和屈踝关节（跖屈）。此外，腓骨长肌腱和胫骨前肌腱共同形成"腱环"，对维持足横弓及调节足的内翻、外翻有重要作用。小腿前侧的胫骨前肌、趾长伸肌、拇长伸肌主要是使踝关节背屈、活动脚趾。

日常生活中，小腿肌和足肌比身体其他部分的肌肉使用得更加广泛些，身体主要靠这些肌肉来支撑，行走或站立时

承受的负荷比较大。因此，许多人这些肌肉会出现酸痛不适感，需要牵伸提高这些肌肉的柔韧性和耐力以减轻疲劳与疼痛。

一、坐姿趾伸肌和足外翻肌牵伸

（一）动作要领

在椅子上坐立，左脚放在地上，将右踝关节抬起放在左膝上，右手抓住右踝关节，左手拇指放在右脚的拇趾腹上，其余手指放在脚背上与脚趾垂直。左手向上拉脚趾，同时脚趾向脚底方向弯曲。

（二）牵伸肌肉

牵伸最大的肌肉：右侧的趾长伸肌、右侧趾短伸肌、右侧拇长伸肌、右侧拇短伸肌、右侧腓骨长肌、右侧腓骨短肌。

牵伸较小的肌肉：右侧胫骨前肌。

（三）牵伸肌肉

牢牢抓住踝部，从而稳住踝和脚。

二、坐姿趾伸肌和足内翻肌牵伸

（一）动作要领

在椅子上坐立，左脚放在地上，将右踝关节抬起放在左膝上，右手抓住右踝关节，左手拇指放在右脚的拇趾腹上，其余手指放在脚背上与脚趾垂直。左手向地面方向下拉脚底，同时，脚趾向脚底方向弯曲。

（二）肌肉牵伸

牵伸最大的肌肉：右侧拇展肌、右侧拇长伸肌、右侧拇短伸肌、右侧胫骨前肌。

牵伸较小的肌肉：右侧趾长伸肌、右侧趾短伸肌、右侧第三腓骨肌。

（三）牵伸要点

一定要牢牢抓住以稳定脚的踝，抓住脚趾尖向下压。

三、坐姿趾屈肌和足外翻肌牵伸

（一）动作要领

在椅子上坐立，左脚放在地上，将右踝关节抬起放在左膝上，左手抓住右踝关节，右手指与右脚趾的底部相交，将右拇指指腹放在右大脚趾趾腹上。右手向上拉脚趾。

（二）肌肉牵伸

牵伸最大的肌肉：右侧趾短屈肌、右侧拇短屈肌、右侧腓骨长肌、右侧腓骨短肌。

牵伸较小的肌肉：右侧胫骨前肌、右侧拇长屈肌、右侧趾长屈肌、右侧胫骨后肌。

（三）牵伸要点

一定要牢牢抓住以稳定脚踝，用更大的力量进行牵拉。

四、坐姿趾屈肌和足内翻肌牵伸

（一）动作要领

在椅子上坐立，左脚放在地上，将右踝关节抬起放在左膝上，左手抓住右脚踝，右手指与脚趾的底部垂直交叉，将右拇指指腹放在右拇趾趾腹上。右手将右脚底向上拉。

（二）肌肉牵伸

牵伸最大的肌肉：右侧趾短屈肌、右侧跖方肌、右侧小趾短屈肌、右侧拇短屈肌。

牵伸较小的肌肉：右侧腓骨长肌、右侧腓骨短肌。

（三）牵伸要点

一定要牢牢抓住以稳定脚踝，用更大的力量进行牵拉。

五、站姿趾伸肌牵伸

（一）动作要领

身体直立，靠墙以保持平衡，右脚向身后伸，脚趾背面着地。脚趾背面着地时，身体重心移至右腿，将脚跟下压。

（二）肌肉牵伸

牵伸最大的肌肉：右侧趾短伸肌、右侧拇短伸肌、右侧胫骨前肌、第三腓骨肌。

牵伸较小的肌肉：右侧拇长伸肌、右侧趾长伸肌。

（三）牵伸要点

尽量在地毯或是比较柔软的地面上做这个牵伸，千万不要拖动扣在地上的脚。

六、站姿趾屈肌牵伸

（一）动作要领

在距离墙的 30～60cm 处面对墙直立，脚跟保持在地面上，拇趾腹对着墙，离地面高 2cm，朝墙下压脚趾。脚趾靠在墙上，将拇趾腹慢慢放下。

（二）肌肉牵伸

牵伸最大的肌肉：右侧趾短屈肌、右侧跖方肌、右侧小趾短屈肌、右侧拇短屈肌。

牵伸较小的肌肉：右侧趾长屈肌、右侧拇长屈肌、右侧胫骨后肌。

（三）牵伸要点

拇趾腹一定要与墙面平行，可以确保所有脚趾都得到均衡的牵伸。

七、双侧跖屈肌牵伸

（一）动作要领

在台阶边直立，两脚跟悬在外边。双膝直立，至少一只手抓住支撑物。脚跟尽量往下压。

（二）肌肉牵伸

牵伸最大的肌肉：腓肠肌、比目鱼肌、跖肌、腘肌、趾长屈肌、趾短屈肌、拇长屈肌、拇短屈肌。

牵伸较小的肌肉：半腱肌、半膜肌、股二头肌。

（三）牵伸要点

身体要获得一定支撑，将拇趾腹放在台阶的边缘增强肌肉的牵伸。

八、跖屈肌和足外翻肌牵伸

（一）动作要领

在台阶边直立，右脚中部放在边上，足呈内翻姿势（用脚的外侧支撑），右膝伸直，左膝微屈，至少一手抓住支撑物。足继续内翻，右脚跟尽量下压。

（二）肌肉牵伸

牵伸最大的肌肉：右侧腓骨长肌、右侧腓骨短肌、右侧第三腓骨肌、右侧小趾展肌。

牵伸较小的肌肉：右侧腘肌、右侧跖肌、右侧股二头肌。

（三）牵伸要点

将脚内翻时要小心，牵伸一定要循序渐进。

九、跖屈肌和足内翻肌牵伸

（一）动作要领

在台阶边直立，右脚中部放在边上，足呈外翻姿势（用脚的内侧支撑），右膝做靠近身体正中面的微动（向内侧），左膝微屈。至少一只手要抓住支撑物。足继续外翻，尽可能降低右脚跟高度。

（二）肌肉牵伸

牵伸最大的肌肉：右侧腓骨长肌、右侧腓骨短肌、右侧第三腓骨肌、右侧小趾展肌。

牵伸较小的肌肉：右侧腘肌、右侧跖肌、右侧股二头肌。

（三）牵伸要点

将脚外翻时要小心，牵伸一定要循序渐进。

十、提踵

（一）站姿提踵

站在台阶或平地上，脚跟悬空，两手放在腰间或扶着栏杆，重心落在脚尖上，尽力提起脚跟，然后缓慢放下。这个动作可以锻炼小腿肌前群的爆发力和耐力。在动作过程中，可以通过控制呼吸来调节肌肉的收缩和放松，例如提起时呼气、放下时吸气。

（二）坐姿提踵

坐在椅子上，双腿自然下垂，脚跟踩在地上，脚尖踩在地上或台阶上，尽力提起脚跟，然后缓慢放下。这个动作可以锻炼小腿肌前群的耐力。在动作过程中要注意保持身体的稳定和平衡，避免摇晃和过度用力。

（三）侧卧提踵

侧卧在地上，将一只脚抬起，脚跟放在地面上，尽力提起脚跟，然后缓慢放下。这个动作可以锻炼小腿的外侧肌肉。在动作过程中要注意保持身体的平衡和稳定，避免摔倒或受伤。

（四）俯卧提踵

俯卧在地上或垫子上，将脚跟抬起至极限，然后缓慢放下。这个动作可以锻炼小腿的后侧肌肉。在动作过程中要注意保持身体的稳定和平衡，避免摇晃和过度用力。

（五）足底肌的运动与牵伸

（1）足底按摩球滚动　坐在椅子上，将一只脚放在地面上，用足底按摩球或网球在足底来回滚动，重点放在足弓和脚趾周围。每个区域滚动约30s，然后换另一只脚进行同样的动作。

（2）足底拉伸　坐在椅子上，将一只脚抬起来，脚掌放在平面上。用手抓住脚趾向上拉，保持 15～30s，重复 3 次。然后换另一只脚进行同样的动作。

（3）脚趾抓取　用一只手抓住一只脚的脚趾，向上提拉，保持 15～30s，重复 3 次。然后换另一只脚进行同样的动作。

（4）足底筋膜拉伸　坐在椅子上，将一只脚抬起来，脚掌放在平面上。用手指在足底筋膜上按压并向外推，直到感受到足底的拉伸感。保持 15～30s，然后换另一只脚进行同样的动作。

（5）踮脚尖　站立或坐下，双脚并拢。缓慢地将脚跟向下压，同时将脚趾向上抬起，直到感受到小腿后侧的拉伸感。保持 15～30s，然后放松。重复 3 次。

第五节 > 小腿、踝、足临床解剖联系

一、踝关节扭伤

（一）概述

踝关节扭伤是指足部过度内翻或外翻引起踝部韧带、肌腱、关节囊等软组织的损伤。临床上以踝部肿胀、疼痛、运动功能受限为主要表现。任何年龄均可发生本病，尤以青壮

年更多见。本病属于中医"踝缝筋伤"范畴。

（二）解剖生理

踝关节由胫腓骨下端和距骨滑车构成。胫骨下端内侧向下的骨突称为内踝，后缘稍向下突出称为后踝，腓骨下端向下突出称为外踝，三者构成踝穴。外踝细长，较内踝长约1cm，且位于内踝后约1cm，可容纳距骨。距骨分为头、颈、体三部分，有6个关节面。距骨体前宽后窄，其上面的鞍状关节面与胫骨下端的凹形关节面相接，其两侧关节面与内踝、外踝关节面相嵌合。

胫腓骨下端被坚韧的骨间韧带、下胫腓前后韧带及横韧带（小腿横韧带在踝关节上方，由小腿下端的深筋膜增厚形成，内侧附着于胫骨前缘，外侧附着于腓骨前缘）连接在一起，以保证踝关节的稳定。踝关节囊前后松弛而两侧较紧，前韧带、后韧带薄弱而内侧韧带、外侧韧带坚强。内侧副韧带又叫三角韧带，起自内踝，向下呈扇形附着于舟状骨、距骨前内侧、跟骨载距突和距骨后内侧，不易损伤。外侧副韧带呈束带状，分为前、中、后三束。前束为距腓前韧带，起自外踝上缘，向前下方止于距骨颈；中束为跟腓韧带，起自外踝尖端，向下止于跟骨外侧面的隆起处；后束为距腓后韧带，起自外踝内后缘，水平向后止于距骨后突。外侧副韧带不如内踝韧带坚强，故容易损伤。踝关节周围有许多肌腱包绕，却缺乏肌肉和其他软组织。前面有胫前肌肉、伸拇长肌腱、伸趾长肌腱，后面主要为跟腱，内侧有胫后肌腱、屈拇长肌腱、屈趾长肌腱，外侧有腓骨长肌腱、腓骨短肌腱。

踝关节的主要功能是载重和背伸、趾屈活动。当踝关节背伸时，腓骨外旋上升并向后移动，踝穴（又称为踝关节窝，胫骨下关节面，内踝关节面和外踝关节面组成）相应增宽 1.5～2cm，以容纳较宽的距骨体前部，同时下胫腓韧带相应紧张，舟关节面与内踝、外踝关节面紧密相贴，踝关节较稳定。当足趾屈时，距骨体较窄的部分进入踝穴，腓骨内旋下降并向前移动，踝穴变窄，距骨与两踝关节面虽然相接触，但此时下胫腓韧带松弛，踝关节相对不稳定，则易发生踝部韧带扭伤。足内翻容易损伤外侧副韧带；足外翻容易损伤内侧副韧带。

（三）病理病因

踝为足之枢纽，足三阴、足三阳经筋所络。足踝用力不当，经筋牵捩（扭转）损伤，气血离经，血瘀经筋则淤肿，阳筋弛长，阴筋拘挛则牵掣，关节运动受限，伤处作痛。

踝关节过度内翻或外翻造成踝关节扭伤。根据踝部扭伤时足所处位置的不同，可分为内翻损伤和外翻损伤两种，尤其以趾屈内翻损伤最多见。

趾屈内翻位时，由于距腓前韧带最短，首先造成损伤，约占外踝损伤的 75％以上，其次是跟腓韧带损伤，而距腓后韧带损伤最少见。外翻位扭伤多作用于内侧的三角韧带，由于三角韧带较坚韧不易损伤，因此常发生内踝撕脱骨折。

当踝关节的内外翻及旋转活动超过了踝关节的应变能力

时，则受限造成韧带的撕裂伤或韧带附着部位的撕脱骨折，韧带完全断裂时可合并踝关节的脱位。

（四）临床表现

（1）损伤后疼痛。外踝扭伤有疼痛常在外踝前下方，内踝扭伤疼痛常见内踝下方。

（2）行走跛行或者不能行走。

（3）扭伤部位淤肿明显，轻者局部肿胀，重者当即出现皮下淤肿。伤后2～3天皮下淤血青紫更为明显，重者可波及整个踝关节。

（五）检查

（1）外侧副韧带损伤轻者肿胀淤血局限于外踝前下方，重者可扩散到足背或者整个踝部；内侧副韧带损伤轻者则局限于内踝下方，重者可扩散到内踝后侧和足弓处。

（2）外侧副韧带损伤压痛位于距腓前韧带、跟腓韧带，内侧副韧带损伤则位于内踝下方，胫腓下联合韧带损伤时则在胫腓下关节处有明显压痛。

（3）功能受限，外侧韧带损伤外翻受限，内侧韧带损伤外翻受限。内外翻运动幅度超过健侧时，考虑韧带完全断裂。

（4）X线片可排除撕脱骨折、脱位等。强力足内翻或外翻位片，可见踝关节间隙明显不等宽或距骨脱位的征象。

（六）诊断

（1）有明显的足内翻或者外翻史。

（2）疼痛局限在内踝或者外踝处。

（3）伤处肿胀，皮下淤血明显。

（4）运动功能受限，行走跛行。

（5）X 线片排除骨折。

二、踝管综合征

（一）概述

踝管综合征又称为跖管综合征，是指胫后神经或其分支经过内踝后面的屈肌支持带下方的骨纤维管内受压而产生的以足底内侧麻木、疼痛、行走困难为主要表现的一种疾病。由 Keck 于 1962 年首先报道。此病多发于青壮年从事强体力劳动者或长跑运动员，多为踝管内肌腱发生无菌性炎症、肿胀变性，或其他原因导致胫后神经周围纤维组织增生，导致跖管内压力增加。跖管综合征是临床常见的神经卡压综合征之一。另外，冬季女性多穿过紧长靴也易引发部分症状。本病属中医学"骨痹"范畴。

（二）解剖生理

踝管又称跖管，是位于踝关节内侧的骨性纤维管，是小腿后部和足底部深蜂窝组织间隙的骨与纤维组织形成的一条通道。该管内胫后神经受骨纤维管压迫而产生的一系列足部症状，称为足跖管综合征。

跖管由后上向前下走行，形成约 90°的弯度，浅面由分裂韧带遮盖，深部为跟骨、距骨及关节束。跗管内由前向后排列有胫后肌腱、屈趾长肌腱、胫后动静脉、屈长肌腱等通过。当足部活动剧烈，踝关节扭伤时跗管内肌腱摩擦肿胀，跗管内腔相对狭窄而压力增加，引起胫后神经受压，或分裂韧带退行性变、增厚，足部先天畸形等原因，也可以造成胫后神经受压而出现跗管综合征。

神经受卡压后的病理变化，神经功能的改变与神经受卡压的程度、时间的长短成正比。早期反复的暂时性缺血可产生疼痛及感觉异常。长时间神经卡压可发生脱髓鞘改变和神经变性，足部出现麻木、肌力减弱与萎缩、神经传导时间延长。

病理学变化如下。

① 在屈肌、支持带与足拇趾展肌的纤维性起点处存在神经卡压。

② 肌腱滑膜的增厚见于类风湿关节炎患者。

③ 在骨折跗管综合征患者中，可发现骨折造成的创伤后纤维化引起的神经卡压。

小腿深筋膜在胫骨内踝下后方形成屈肌支持带，张于内踝与跟骨结节间，形成的管状结构即为踝管。其内走行（由前至后）胫骨后肌腱及腱鞘、趾长屈肌腱及腱鞘、胫后动静脉和胫神经、拇长屈肌腱及腱鞘。其内被三个纤维隔分为四个骨纤维管，由前向后依次通过：胫骨后肌腱及腱鞘，趾长屈肌腱及腱鞘，胫后动脉、静脉及胫神经，拇长屈肌腱及腱鞘。

踝管是小腿后区通向足底的重要路径，小腿和足底的感染可经踝管相互蔓延。距小腿关节内后方的外伤出血也可压迫踝管内容物，引起"踝管综合征"。

胫神经为坐骨神经在腘窝上角处的粗大分支，居腘窝最浅面。沿中线下行至腘肌下缘，穿比目鱼肌腱弓深面进入小腿后区。该神经在腘窝内发支分布于膝关节及邻近诸肌，其皮支为腓肠内侧皮神经，分布于小腿皮肤。

胫神经于腘窝中间最浅，伴行腘动脉、腘静脉经比目鱼肌腱弓深面至小腿，小腿上 2/3 部行走于小腿三头肌和胫后肌之间，于内踝后方穿屈肌支持带进入足底，支配小腿后侧屈肌群和足底感觉。

主要作用：股骨髁上骨折及膝关节脱位易损伤胫神经，引起小腿后侧屈肌群及足底内在肌麻木。出现足背屈、外翻畸形，称为"仰趾足"。足运动障碍如足不能跖屈，不能屈趾和足内翻。小腿后面及足底感觉迟钝或丧失。

（三）病因病理

1. 病因

（1）先天性因素　外展肌肥大以及副外展肌跟骨外翻畸形、扁平足等都可使跖管的实用容积减小，从而引起胫神经卡压。

（2）跟骨及踝部骨折　如复位不良、畸形愈合亦可使跖管容积减小。另外跖管的基底部不光滑可产生压迫、摩擦而伤及胫神经。

（3）慢性损伤 从事强体力劳动者长跑运动员以及踝关节频繁高强度跖屈背伸者，肌腱滑动增多、摩擦增强，可引起腱鞘炎、腱鞘充血水肿，加之屈肌支持带相应增厚，跖管伸缩性减小，其内压力增高可压迫胫神经并影响其血供，产生神经功能障碍。另外，类风湿关节炎、老年骨关节病等患者皆可形成增生骨赘，骨赘突入跖管亦可使胫神经受压。

（4）跖管内部因素 腱鞘囊肿、脂肪瘤、曲张的静脉亦可引起胫神经卡压。

（5）其他 如甲状腺功能减退、妊娠、大隐静脉及小隐静脉曲张等。

2. 病理

首先造成缺血，胫后神经纤维对缺血十分敏感，由于缺血则导致胫后神经外膜上的小动脉或者小静脉上的血流减少，神经缺氧进而毛细血管内皮细胞损害，蛋白漏出神经节段在显微镜下呈现水肿、细胞增殖及纤维化，转而增加踝管内压力，进一步增加神经受压迫的症状。其次，由于血管受压，造成动脉血供减少，出现足部发凉、苍白；进而静脉和淋巴回流受阻，导致足部肿胀。如及时给予减压，则神经受损可恢复。

（四）临床表现

患者起病缓慢，多发于一侧。

早期常因行走、站立过久而出现内踝部位酸胀不适，休息后可改善。表现为足底、足跟部间歇性疼痛、紧缩、肿胀不适或麻木感，疼痛有时向小腿放射，有时沿足弓有抽搐，久站或行走后加重，有夜间痛醒病史，多数患者在脱鞋后能缓解。

随着病情的进展，疼痛常逐步加重，出现足趾面烧灼感或针刺感或蚁行感。

进一步可出现胫神经在足部的支配区感觉减退或消失。内侧三个半为趾内神经受压；外侧一个半为趾外侧神经受压，跟内侧受压时，足跟内侧两点辨别能力降低。

足跟部的皮肤感觉可以是正常的，这是因为跖内侧神经在跖骨以上从胫神经分出或是由于卡压的部位在跗管下方。晚期可出现足趾皮肤发亮、汗毛脱落、少汗等自主神经功能紊乱征象，甚至有足内在肌萎缩表现。检查时两点间距离辨别力消失是早期诊断的重要依据；内踝后下方的 Tinel 征常为阳性；将足外翻外旋时可诱发疼痛。

（五）检查

（1）叩击或重压内踝下方的胫后神经可引起疼痛及麻木发作。

（2）将足外翻或者背屈，甚至直腿抬高时，足底的趾面亦可有疼痛及麻木感。

（3）内踝后方可触及梭形肿胀或结节。

（4）趾内侧神经或趾外侧神经所支配的肌肉发生萎缩，足内侧纵弓处可见饱满。

（5）止血带试验阳性。

（六）诊断

（1）足趾面烧灼或者针刺感或蚁行感；足底感觉减退或者消失。

（2）叩击踝管可引起胫后神经分布区域疼痛及麻木发作；趾内侧神经或趾外神经支配肌肉萎缩。

（3）止血带试验阳性。

依据病史、临床表现、EMG 检查、X 线检查及 CT 检查即可成立诊断。EMG 检查可见足底内侧、外侧神经传导速度减慢、潜伏期延长。X 线检查可发现及了解踝关节及跟骨骨折愈合情况。CT 检查双侧对比有助于发现跖管内的囊肿及肿瘤等。

三、跟腱周围炎

（一）概述

因外伤或劳损引起跟腱周围的脂肪组织、腱膜和跟腱下滑囊的急慢性无菌性炎症。

临床常见以跟腱周围疼痛，跟腱周围肌紧张及有摩擦感为特征的一种病症。

多见于青壮年。

（二）解剖生理

跟腱由腓肠肌和比目鱼肌组成，是人体最粗、最强大的肌腱，长约 17cm。起始于小腿中部，形成弓状，止于跟骨结节部，可使足跖屈。跟腱有两个鞘，外鞘由肌腱的深部筋膜组成，内鞘直接贴附于跟腱，其结构很似滑膜，内外鞘之间可互相滑动、摩擦，过度活动可产生炎症，出现一系列病理变化。

（三）病理病因

跟腱周围炎患者大都无明显的直接外伤史，大部分患者都是由于进行下肢负荷过多的跑跳动作时，使踝关节做快速屈伸，而跟腱同时也受强力，又反复长时间牵拉，使跟腱被拉长拉紧，而肌肉中的血管受到牵拉、挤压致使跟腱部分受损，并且逐渐成跟腱产生一种疲劳性创伤，多见于运动员和参加军事训练的人员。

（1）急性损伤　当小腿猛力收缩或小腿被踢伤后，除可引起小腿三头肌的损伤外，还可以造成跟腱周围组织损伤，部分患者有急性小腿损伤病史。

（2）慢性劳损　在运动中做跑跳和从高处落地等动作时，身体要保持平衡，就会反复过度牵拉跟腱，随之跟腱周围组织也受牵拉，并与跟腱摩擦，使疏松组织的小血管损伤，产生组织充血、水肿、渗出和变性，继而组织增厚或粘连。腱旁组织变性也会影响跟腱血脉供应，使跟腱变性，弹力下降，强力牵拉跟腱时可导致跟腱断裂。从这种机制出发，可以说跟腱周围炎是跟腱断裂的先兆，防治跟腱周围炎的意义就显而易见。

（四）临床表现

（1）疼痛 活动后感到小腿发紧、疼痛，有时在起跳或落地、站立时小腿后侧疼痛，重者在行走时就有小腿疼痛。

（2）肌肉紧张及压痛 沿跟腱周围有压痛，痛点不集中，可触到硬结或条索状肌束，此处多有明显压痛。晚期由于周围组织增生、粘连，可感到跟腱增粗，手感小腿三头肌发僵、紧张。

（3）摩擦感 在急性炎症时，手握跟腱两侧，患者踝关节过度伸屈，可感到腱周围有摩擦感，如同手中握雪一样，此时伴有疼痛。

（五）检查

（1）跟腱周围压痛，可触及硬结节或条索状肌束，过度背屈趾屈时有跟腱捻发音。

（2）跟腱增粗或呈梭形肿胀，韧性减退，挤捏时缺乏弹性。

（3）小腿三头肌抗阻力试验阳性。

（六）诊断

（1）有过度运动、跟腱拉伤损伤史。

（2）跟腱部摩擦感。

（3）小腿三头肌抗阻力试验阳性。

四、跟痛症

(一) 概述

跟痛症是由多种慢性疾患所致跟部跖面（即脚后跟）疼痛，其与劳损和退化有密切关系。是指跟骨结节周围慢性劳损所引起的以疼痛或行走困难为主要困难的一种病症。包括跟腱止点滑囊炎、跟骨脂肪垫炎、跖筋膜炎及跟骨结节部骨刺，以跟骨骨刺所致的跟痛症最为常见。

足跟痛表现为早起下床或者久坐站立时足跟针刺样疼痛，严重时，足跟不敢着地，局部可肿胀，短时间行走后疼痛可缓解，长时间行走后疼痛会再次加重。症状可持续几周至几年。

临床表现主要为足跟跖面疼痛、肿胀和压痛，走路时加重。本病多发生于中年以后的肥胖者，男性发生率高，可一侧或两侧同时发病。大多数为慢性起病，常同时有风湿性关节炎或类风湿关节炎、骨性关节炎等。本病主要以非手术疗法为主，疗效较佳。非手术治疗无效者则需行手术治疗。

本病尤以中老年和肥胖者更多见。本病属于中医"骨痹"范畴。

(二) 解剖生理

足弓：跟骨、距骨、趾骨＋三个楔骨＋五个趾骨基底部。

跟骨体：上部光滑、中部为跟腱附着部、下部移行为跟骨结节。

跖筋膜：起点在跟骨结节内侧突前方，止点在足底前段皮肤和移行于各趾腱鞘。作用是保护足底肌肉肌腱以及支持足弓。足跟痛是因跟骨足底面所附着的肌肉、韧带随力量不均衡，使骨膜受到牵拉而引起的骨科疾病，现代医学称"跟骨骨膜炎"，又称"跟骨骨刺"。跟痛症是由多种慢性疾患所致跟部跖面（即脚后跟）疼痛，其与劳损和退化有密切关系。

（三）病理病因

跑跳过度，路面过硬，局部硌伤，引起脂肪垫、滑液囊损伤，表现为脂肪垫充血肿胀，滑液渗出增多，囊壁增厚，跟骨骨膜增厚等病理改变，导致足底疼痛。

此外，腰椎生理曲度消失、扁平足底，使人重心移至足跟，或由于过度运动牵张足拇展肌、趾短屈肌及趾腱膜，使跟骨结节附着部反复受到牵拉，引起炎症，形成骨刺，产生跟痛。

跟腱止点滑囊炎常与穿鞋摩擦有关，引起跟腱附着部慢性无菌性炎症而产生疼痛。

跟下脂肪垫炎是老年人骨质疏松后，由于足底肌腱应力作用，继发骨质增生，出现跟骨骨刺或脂肪垫本身退变而引起的脂肪组织部位及周围的炎症刺激的表现，性质为无菌性炎症。本病为后跟痛，与走路多、负重、体质下降、近期体重明显增加、鞋底薄有关。压痛点在足跟正中点靠后一些，特点是坐一会突然站起时或睡醒觉后起床时着地疼痛明显，活动一会儿会明显减轻。原因是炎症刺激的疼痛随着足跟与地面的挤压使血流加快，炎性物质被部分带走，疼痛缓解，休息时炎性物质又再产生并积存于此，故再次着地还会疼痛。

（四）临床表现

（1）跟部局部疼痛、开始运动、运动后、开始休息时疼痛加重。

（2）站立、行走、跑跳时，足跟不敢着地，甚至跛行。

（五）检查

（1）足跟部肿胀，局部皮肤增厚，部分患者肿胀不明显。

（2）压痛 跟骨骨刺症压痛点唯一趾腱膜附着处并可触及骨性隆起，趾筋膜炎压痛点在趾腱膜附着处前方，脂肪垫炎压痛点在跟中部或偏内侧。

（3）X线片可见跟骨骨刺。

（六）诊断

（1）有足跟部急慢性损伤史。

（2）足跟部疼痛。

（3）足跟部不敢着地，甚至跛行。

> ## 知识拓展

二维码扫码
骨的概述讲解

二维码扫码
肌肉总论讲解

二维码扫码
摸骨讲解

二维码扫码
上肢肌肉构成
结构及全身
肌性标志讲解

二维码扫码
脊髓讲解